Optimierte Arzneimitteltherapie

Herausgeber:
MONIKA SCHÄFER-KORTING

Springer-Verlag Berlin Heidelberg GmbH

Claus Seebacher

Dermatomykosen

Grundlagen und Therapie

Mit 17 Abbildungen und 12 Tabellen

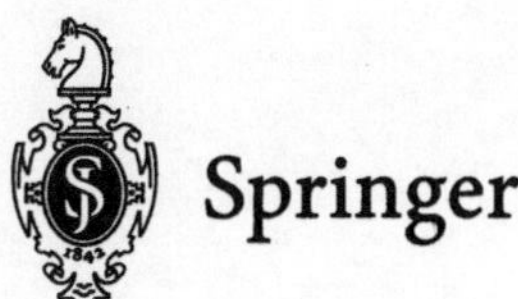

Professor Dr. Monika Schäfer-Korting
FB Pharmazie-Institut Pharm. II
Pharmakologie und Toxikologie
Freie Universität Berlin
Königin-Luise-Straße 2+4
14195 Berlin

Prof. Dr. med. Claus Seebacher
Hautklinik des Krankenhauses Dresden-Friedrichstadt
Städtisches Klinikum
Friedrichstraße 41
01008 Dresden

ISBN 978-3-540-65100-0

Die Deutsche Bibliothek - CIP-Einheitsaufnahme
Seebacher, Claus: Grundlagen und Therapie / Claus Seebacher. - Berlin; Heidelberg; New York; Barcelona; Hongkong; London; Mailand; Paris; Singapur; Tokio: Springer, 2001
(Optimierte Arzneimitteltherapie)
ISBN 978-3-540-65100-0 ISBN 978-3-642-56567-0 (eBook)
DOI 10.1007/978-3-642-56567-0

Ursprünglich erschienen bei Springer-Verlag Berlin Heidelberg New York 2001

Herstellung: PRO EDIT GmbH, 69126 Heidelberg
Satz: TBS, Sandhausen
Umschlaggestaltung: de'blik, Berlin
SPIN: 10573110 14/3133Re - 5 4 3 2 1 0

Geleitwort

Arzneimittel haben in den letzten Jahrzehnten zunehmend an Bedeutung in der Behandlung von Krankheiten gewonnen. Dies gilt für unterschiedliche Gebiete, nicht nur die Innere Medizin sondern auch für die Bereiche Gynäkologie, Urologie, Dermatologie und viele andere. So konnte die Zahl der operativen Eingriffe im Rahmen von Ulzera des Gastrointestinaltrakts durch die Einführung der H_2-Antihistaminika ganz wesentlich reduziert werden. Moderne Zytostatika bedeuten nicht nur eine deutliche Lebensverlängerung, sondern steigern auch die Lebensqualität bei bis in die jüngste Zeit weitgehend therapieresistenten Tumoren. Als Beispiel sei die Wirksamkeit von Paclitaxel beim Ovarialkarzinom genannt.

Obgleich dies einen erheblichen Fortschritt bedeutet, der sich allein mit der besseren Wirksamkeit der modernen Wirkstoffe — also ihrem hohen Nutzen — erklären läßt, stößt die Arzneimitteltherapie dennoch zunehmend auf Vorbehalte der Patienten. Dies ist eine Folge des immer stärkeren Bewußtwerdens um Gefahren, die von diesen stark wirksamen Pharmaka ausgehen können, d. h. den Arzneimittel-Risiken. Im Sinne einer Überreaktion sehen allerdings viele Laien, aber auch manche Ärzte im besonderen Maße auf die Risiken und vernachlässigen den Nutzen einer effizienten Arzneimitteltherapie. Eine sorgfältige Nutzen/Risiko-Analyse bezogen auf den einzelnen Patienten, seine spezielle Erkrankung und die zu erwägenden Wirkstoffe erlaubt eine rationale Arzneimitteltherapie, die den größtmöglichen Erfolg sichert.

Mit dem vorliegenden Werk, einem Band der Buchreihe Optimierte Arzneimitteltherapie, soll medizinischen Fachkreisen, vor allem Ärzten und Apothekern, der Zugang zur rationalen und damit optimierten Arzneimitteltherapie bestimmter, in der Praxis wichtiger Erkrankungen erleichtert werden. Ausgewiesene Experten auf den jeweiligen Fachgebieten bewerten die heute verfügbaren Therapieansätze unter streng wissenschaftlichen Kriterien. Darüber hinaus lassen sie aber auch die eigene Einschätzung nicht zu kurz kommen. Gestützt auf dieses Expertenwissen wird der Leser in die Lage versetzt, eine eigene individuelle Bewertung für seinen Patienten vorzunehmen. Obgleich Nutzen und Risiko (Nutzen-Risiko-Relation) bei diesem Werk ganz im Vordergrund der Betrachtung stehen, wird auch die finanzielle Komponente der Arzneimitteltherapie nicht außer Acht gelassen. So enthalten die Werke auch Angaben zu den Therapiekosten — soweit dies angesichts des noch unterentwickelten Gebietes Pharmakoökonomie zum heutigen Zeitpunkt möglich ist (Aufwand-Nutzen-Relation; vgl. Korting, HC, Schäfer-Korting M (eds). The Benefit/Risk Ratio. A Handbook for the rational Use of Potentially Hazardous Drugs. CRC Press, Boca Raton, 1998).

Mein Dank als Herausgeberin gilt insbesondere den Autoren, ohne deren besonderen Einsatz diese Reihe nicht zustande kommen könnte. Nur die Bereitschaft einer so großen Zahl von Experten zur Mitwirkung macht diese Buchreihe möglich. Sie wäre aber auch nicht realisierbar ohne das hohe Engagement des Springer-Verlages, insbesondere von Herrn Dr. Mager, das vom autorisierten Umgang mit dem heute besonders großen Wagnis über die kompetente und vor allem rasche Herstellung bis zur adäquaten Distribution reicht. Danken möchte ich an dieser Stelle auch meiner Sekretärin, Frau Sandow, ohne deren geduldiges und perfektes Management die organisatorische Abwicklung auf große Probleme gestoßen wäre.

Berlin, Oktober 2000 Prof. Dr. Monika Schäfer-Korting

Vorwort

Die Zahl der auf dem internationalen Arzneimittelmarkt angebotenen und auch zugelassenen Antimykotika lässt die Vermutung begründet erscheinen, dass die Behandlung einer Mykose der Haut und ihrer Anhangsgebilde ohne jegliche Probleme möglich ist. Unbestritten ist, dass in den letzten 20 Jahren die Antimykotika-Forschung beachtliche Ergebnisse gebracht hat. Wir haben heute Präparate zur Verfügung, die bereits im Nanogramm-Bereich hochwirksam sind. Trotzdem erfährt es der behandelnde Arzt immer wieder, dass seine antimykotische Therapie nicht zum gewünschten Erfolg geführt hat. Diese Misserfolge kennt jeder, der Pilzkrankheiten behandelt. Sie sind nicht in erster Linie auf die mangelnde Wirksamkeit der verwendeten Präparate zurückzuführen, auch nicht immer auf fehlende Compliance der Patienten, sondern sie sind in spezifischen Eigenschaften des Erregers und auch des Wirtsorganismus begründet.

Wir müssen begreifen lernen, dass die Qualität eines Antimykotikums nicht nur durch die minimalen Hemmkonzentrationen oder durch den fungiziden bzw. fungistatischen Wirkungstyp bestimmt wird, sondern dass sich die antimykotische Wirkung in zwei komplexen Systemen, dem des Erregers und dem des infizierten Wirtsorganismus mit ihren Wechselwirkungen, entfalten muss.

Zahlreiche Publikationen berichten über Ergebnisse klinischer Studien zur Erprobung der Wirksamkeit neuer Antimykotika. Die Ergebnisse, oft auch mit dem gleichen Präparat, zeigen z. T. erhebliche Unterschiede, die in unterschiedlich definierten Zielpunkten begründet liegen. Genannt werden klinische und mykologisch gesicherte Heilung, mykologische Heilung und klinisches Ansprechen oder auch nur erhebliche Besserung. Will man sich ein Urteil bilden, ist kritisches Lesen angesagt, auch das Nachrechnen einer Statistik, sofern die Angaben es zulassen, lässt gelegentlich Überraschungen erleben. Im vorliegenden Buch wird eine kritische Bewertung solcher Studienergebnisse versucht.

Alle wirksamen Arzneimittel können unerwünschte Wirkungen haben, die z. T. durch eine notwendige Co-Medikation mit einem Präparat, das auf dem selben Abbauweg verstoffwechselt wird wie das systemisch angewendete Antimykotikum, begründet liegen. Solche durchaus seltenen Arzneimittelinteraktionen muss der Arzt kennen, bzw. bevor eine systemische antimykotische Therapie eingeleitet wird, muss er hieran denken.

In dem vorliegenden Buch werden die Klinik und Epidemiologie der Pilzkrankheiten der Haut und ihrer Anhangsgebilde sowie der hautnahen Schleimhäute beschrieben. Ausführlicher wird die Therapie behandelt. Im zweiten Teil werden die einzelnen Antimykotika abgehandelt, wobei auf die Pharmakokinetik, Nebenwirkungen und Interaktionen mit anderen Arzneimitteln besonders hingewiesen wird.

Für Ärzte, Apotheker, z. T. auch für interessierte Patienten habe ich versucht, alles Wesentliche über Dermatomykosen und ihre Behandlung, aber auch über die therapeutischen Probleme, zusammenzutragen. Dabei war Vollständigkeit nicht das Ziel.

Dieses Buch wäre unter Mithilfe anderer Personen nicht zustande gekommen.

Besonderen Dank schulde ich Frau Prof. M. Schäfer-Korting für die Durchsicht des Manuskriptes und die zahlreichen Hinweise und Ergänzungen, speziell zur Pharmakologie und Pharmakokinetik der verschiedenen Antimykotika. Herzlich sei meiner Sekretärin, Frau Karin Kolberg, gedankt, die das Manuskript in wesentlichen Teilen geschrieben hat. Herrn Priv.-Doz. Dr. med. E. Köstler danke ich für seine Unterstützung beim Lesen der Korrekturen. Last but not least gilt mein besonderer Dank dem Springer Verlag und hier Herrn Dr. T. Mager sowie Frau Dr. S. Blago für die sorgfältige redaktionelle Bearbeitung des Manuskripts und die Realisierung dieses Buches.

Dresden, Oktober 2000 CLAUS SEEBACHER

Inhalt

1 Pilzinfektionen der Haut und der hautnahen Schleimhäute

Die ätiologische Bedeutung der Pilze als Krankheitserreger ist schon seit Mitte des 19. Jahrhunderts bekannt, also lange vor der Ära der Bakteriologie. Trotzdem müssen wir auch heute noch, zu Beginn des 21. Jahrhunderts, beachtliche Lücken im Wissen um die von Pilzen verursachten Krankheiten feststellen. Nicht selten werden aus Krankheitsherden Pilze isoliert, die nicht zu den typischen Krankheitserregern zählen, und wir stehen vor der Frage, handelt es sich um einen zufälligen Anflugkeim, um einen kommensalen Besiedler oder um das eigentliche pathogene Agens. Dass solche Fragen praktische Bedeutung haben, zeigt die in manchen Kreisen schon zum Glaubenskrieg eskalierte Problematik der „Candida-Infektion" des Darmes. Halbwissen und unbewiesene Behauptungen sowie fragwürdige Hypothesen beherrschen das Feld der Argumentation, ohne dass die medizinische Wissenschaft mit gesicherten Erkenntnissen die Grenzen schon abstecken könnte. Bei der Durchsicht der Literatur fällt immer wieder auf, dass Hefe- oder Schimmelpilze als neue Erreger einer Onychomykose beschrieben werden, die Beweisführung für die ursächliche Bedeutung aber sehr dünn ist. Hierzu zählt mit Einschränkungen auch die Rolle von *Malassezia furfur* als Ursache des seborrhoischen Ekzems.

Pilzkrankheiten sind die häufigsten Infektionskrankheiten des Menschen überhaupt, wenn sie auch in aller Regel nur mit geringen belastenden Symptomen einhergehen. Fast jeder Mensch hat im Laufe seines Lebens die Chance, wenn auch nur kurzzeitig, an einer Pilzinfektion zu erkranken. Das beginnt im frühen Säuglingsalter, unmittelbar nach der Geburt mit dem Soor des Neugeborenen und endet letztlich im hohen Alter mit einer nicht mehr erfolgreich behandelbaren Onychomykose. Schon weil die Pilzkrankheiten der

Haut und der hautnahen Schleimhäute ein enormes quantitatives Problem darstellen, sind Kenntnisse zur Diagnostik sowie zur effektiven und damit rationellen Therapie eine unabdingbare Voraussetzung, nicht nur für den Dermatologen, sondern für alle Ärzte, die mit Mykosen konfrontiert werden.

Im zurückliegenden Jahrhundert haben wir einen bemerkenswerten Erregerwandel feststellen können. Dominierte noch zu Beginn des 20. Jahrhunderts *Trichophyton mentagrophytes* als Erreger der meisten Hautmykosen, nahm bald nach dem 2. Weltkrieg *Trichophyton rubrum* diese Spitzenstellung ein. Jetzt stellen wir fest, dass die zoophilen Erreger auf dem Vormarsch sind und es kann damit gerechnet werden, dass in den nächsten 50 Jahren wiederum eine Änderung des Erregerspektrums zu verzeichnen ist. Insofern sind epidemiologische Studien durchaus notwendig und von großem Interesse. Sucht man aber in der Literatur aktuelle Daten zu bestimmten epidemiologischen Fragen im Zusammenhang mit Mykosen, stellt man sehr schnell fest, dass auch auf diesem Gebiet mehr Fragen offen, als durch gesicherte Erkenntnisse beantwortet sind.

Unbestritten sind die Fortschritte, die die Behandlung von Pilzkrankheiten in den letzten 20–30 Jahren zu verzeichnen hat. Gab es bis Anfang der 60er Jahre des vergangenen Jahrhunderts überhaupt kein Mittel, mit dem eine Pilzkrankheit innerlich erfolgreich behandelt werden konnte, steht uns inzwischen eine respektable Palette zur Verfügung. Die Wirksamkeit eines Antimykotikums wird in der Regel an der minimalen Hemmkonzentration gemessen und ggf. auch darin, ob das Mittel in der Lage ist, Pilze abzutöten oder nur in ihrer Vermehrung zu hemmen. Inzwischen gibt es Präparate, die noch im Nanogrammbereich wirksam sind, so dass man meinen könnte, Pilzinfektionen können überhaupt kein Problem mehr sein. Wir mussten aber lernen, dass die minimale Hemmkonzentration nicht das Einzige ist, was für die Heilung einer Pilzkrankheit ausschlaggebend ist, sondern dass hier ein komplexes System wirkt, in dem das Antimykotikum eben nur ein Teil ist. Ist die Abwehr des Patienten vollkommen geschwächt, kann auch das potenteste Antimykotikum letztendlich nichts ausrichten, da eine Eradikation von Pilzen, im Sinne der „Therapia magna sterilisans", nicht möglich ist. Auf diese Zusammenhänge soll bei der Besprechung der einzelnen

Krankheitsbilder und ihrer Therapie in den folgenden Kapiteln noch hingewiesen werden.

Die Terminologie von Krankheiten und ihren Erregern ist für die eindeutige und unmissverständliche Kommunikation unabdingbar. Auch der klinisch tätige Arzt muss die anerkannten Begriffe sauber trennen, will er nicht Anlass für Missverständnisse sein. Der Nachweis von Pilzen, z. B. in der Mundhöhle oder im Stuhl, bedeutet nicht zwangsläufig eine Infektion. Hier kann es sich um eine kommensale Besiedlung oder auch nur um eine Kontamination handeln. Die Infektion setzt in jedem Falle das Haften und Eindringen von Mikroorganismen in den Makroorganismus voraus und die Vermehrung in ihm.

Ein größeres Kapitel in diesem Buch befasst sich mit den Candida-Infektionen. Diese Krankheitsgruppe wird als Candidose zusammengefasst. Da die Bezeichnung der Krankheit nach der ISHAM-Nomenklatur (Loeffler 1983) vom Gattungsbegriff des Erregers abgeleitet ist, Candidose von der Gattung *Candida*, Cryptococcose von der Gattung *Cryptococcus*, handelt es sich hierbei jeweils um eine Krankheitsentität. Demzufolge sind diese Begriffe nur im Singular anwendbar und man kann nicht von Candidosen oder Cryptococcosen sprechen, bestenfalls von verschiedenen Erscheinungsformen der Candidose. Dermatophytosen können von Dermatophyten verschiedener Gattungen, *Microsporum, Trichophyton* oder *Epidermophyton* hervorgerufen werden. Demzufolge ist hier der Plural korrekt.

In den letzten Jahren werden die Begriffe Candidose, Cryptococcose und ähnliche im Deutschen überwiegend mit K geschrieben. In diesem Buch soll die C-Schreibung beibehalten werden, da sie logischer ist. Denn die Krankheitsbezeichnung Candidose leitet sich eindeutig vom Erreger *Candida* ab und dieser wird nach den internationalen Nomenklaturregeln mit C geschrieben.

2 Dermatophytosen (Tinea)

Unter dem Begriff „Dermatophytosen" werden nachfolgend von Dermatophyten, *Trichophyton- (T.), Microsporum- (M.)* Arten oder *Epidermophyton (E.) floccosum*, verursachte Mykosen der Haut und ihrer Anhangsgebilde beschrieben. Dermatophytosen stehen für klinische Entitäten, die ihrerseits als **Tinea** (stets mit Epitheton!) bezeichnet werden und die sich in klinische Typen oder Subentitäten unterteilen (Loeffler 1983).

2.1 Tinea manuum

Definition

Als Tinea manuum wird die von Dermatophyten hervorgerufene oberflächliche akute oder oft chronische Hauterkrankung einer Hand, gelegentlich auch beider Hände, bezeichnet.

Erreger

Die Krankheit ist weltweit verbreitet und wird überwiegend von *T. rubrum* verursacht. Von 38738 analysierten Dermatophyten-Infektionen waren 3475=11,1% eine Tinea manuum. *T. rubrum* wurde in 88,57% der Fälle und *T. mentagrophytes* in 7,94% isoliert. Die restlichen 3,5% entfielen auf *T. verrucosum* und *E. floccosum* (Blaschke-Hellmessen et al. 1975). Statistische Angaben zur Verbreitung der Tinea manuum in der Bevölkerung sind kaum zu erlangen.

Übertragung

Die Tinea manuum kommt überwiegend mit einer an einer anderen Körperstelle befindlichen Dermatophytose gemeinsam vor. Häufigste Lokalisationen sind die Zehenzwischenräume, Fußsohlen, Zehen- und Fingernägel. Die Selbstinfektion ist damit der übliche Übertragungsweg, die Infektion von Mensch zu Mensch ist zwar möglich, aber eher die Ausnahme.

Klinik

Die Tinea manuum ist überwiegend einseitig lokalisiert und greift erst bei längerem Bestand auf die andere Hand über. Die **dyshidrosiforme Tinea manuum** beginnt mit juckenden oft sagokornähnlichen Bläschen in den Palmae, den Handkanten und/oder den Fingerseitenflächen. Häufiger ist die **hyperkeratotisch-squamöse Form.** Sie beginnt auch mit Bläschen, die schnell eintrocknen und sich zu runden schuppenden Herden entwickeln (Abb. 2.1). Im weiteren Verlauf kann sich der gesamte Handteller mit dicken Schuppen bedecken und von zahlreichen Rhagaden durchzogen sein. Dieser meist schmerzhafte Zustand schränkt die Gebrauchs-

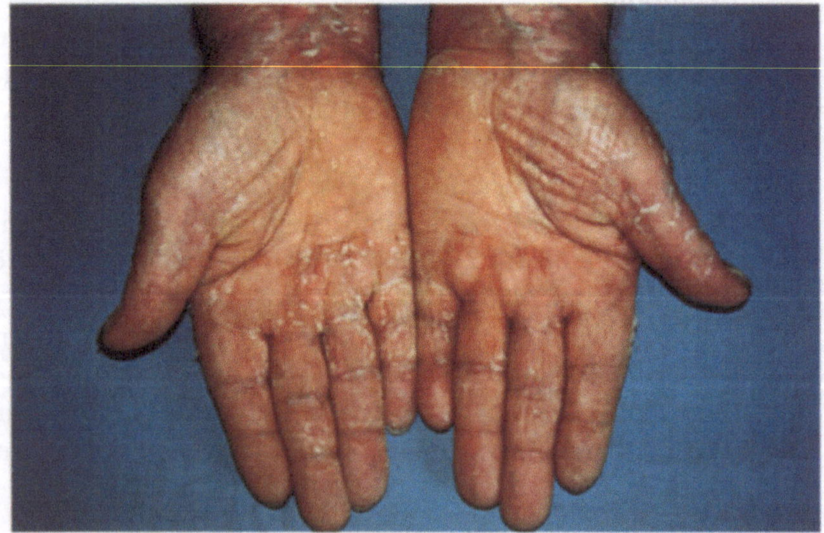

Abb. 2.1. Tinea manuum. Erreger *T. rubrum*. Schuppende, nur geringfügig entzündliche Rötungen in beiden Handtellern. Differentialdiagnose vulgäres Handekzem.

fähigkeit der Hand ein, was Arbeitsunfähigkeit zur Folge haben kann. Mykosen des mit Haarfollikeln besetzten Handrückens sind oft rund und weisen einen entzündeten Randsaum auf, sie ähneln der Tinea corporis. Die mildeste Verlaufsform der Tinea manuum mit feinen Schuppen und ohne subjektive Beschwerden ist von der **Dyshidrosis lamellosa sicca**, die nicht mykogener Genese ist, ohne Pilzuntersuchung praktisch nicht zu unterscheiden.

Verlauf und Prognose

Die Tinea manuum kann unbehandelt jahrelang stationär bleiben oder mit Verschlimmerung des klinischen Bildes fortschreiten. Die Selbstheilungstendenz ist nur gering ausgeprägt. Schmerzen und Bewegungseinschränkungen können Arbeitsunfähigkeit bedingen.

Differentialdiagnose

Als Differentialdiagnosen sind zu nennen: das allergische Kontaktekzem, das atopische Ekzem, die Psoriasis palmaris (et plantaris), das Keratoma palmare (et plantare) und die Dyshidrosis lamellosa sicca. Die genannten Krankheiten treten gewöhnlich beiderseits auf und sind rein morphologisch, ohne Pilzuntersuchung, von der Tinea manuum nur schwer oder gar nicht zu unterscheiden.

Mykologische Diagnostik

Für das Nativpräparat und die Pilzkultur werden randständig entnommene Schuppen oder Blasendecken verwendet. Der kulturelle Erregernachweis misslingt oft, wenn vor der Materialentnahme eine topische antimykotische Vorbehandlung stattgehabt hat. Wiederholungsuntersuchungen nach etwa einwöchiger Behandlungspause sind zur Sicherung der Diagnose erforderlich.

Therapie

Stark exsudative, vesikulöse Formen der Tinea manuum sollten zunächst mit feuchten Umschlägen unter Verwendung antiseptischer Lösungen behandelt werden. Danach sind topische Antimykotika bis zur klinischen Heilung und 3 bis 4 Wochen darüber hinaus anzuwenden. Die hyperkeratotisch-squamöse Form erfordert meist eine systemische Behandlung mit Griseofulvin

(2×250 mg oder 1×500 mg/die) bis zur klinischen und mykologisch gesicherten Heilung; Ketoconazol (200 mg/die) maximal bis zu 2 Monaten, Itraconazol (täglich 100 mg) für 4 Wochen, Fluconazol (täglich 50 mg) bis zur Heilung, Terbinafin (täglich 250 mg) für 4 bis 6 Wochen. Besteht daneben eine Onychomykose der Fingernägel, ist diese gleichzeitig mit zu behandeln, da sonst das Rezidiv nicht lange auf sich warten lässt (siehe 2.6 Onychomykose).

2.2 Tinea pedis

Definition

Die Tinea pedis ist eine von Dermatophyten verursachte Mykose der Fußsohlen und/oder der Zehenzwischenräume.

Erreger

Die Tinea pedis ist weltweit verbreitet und wird hauptsächlich von *T. rubrum,* gefolgt von *T. mentagrophytes* verursacht. Blaschke-Hellmessen und Seebacher (1972) analysierten das Erregerspektrum von 9188 Patienten mit mykologisch gesicherter Fußmykose. 6459mal=70,3% wurde *T. rubrum,* 2514mal=27,36% *T. mentagrophytes* und 125mal=1,36% *E. floccosum* isoliert. Göpfert (1988) untersuchte 500 Beschäftigte eines Großschlachthofes, darunter 160 Angestellte, auf das Vorliegen einer Fußmykose. Eine Interdigitalmazeration hatten 253 (51%) der Untersuchten, eine nachgewiesene Mykose 216 (43,2%). 179 klinisch relevante Pilze wurden isoliert, 37mal war nur das Nativpräparat positiv. Folgende Pilzarten wurden isoliert: *T. rubrum* 96, *T. mentagrophytes* 43, *T. verrucosum* 1, *T. terrestre* 1, *E. floccosum* 19, *Scopulariopsis brevicaulis* 25 (davon 8 Stämme gemeinsam mit Dermatophyten), *C. albicans* dagegen nur zweimal!

Übertragung

Die Übertragung der Tinea pedis erfolgt von Mensch zu Mensch unter Zwischenschaltung von Gegenständen wie Schuhen, Strümpfen, aber auch Fußbodenflächen der verschiedensten Bauarten. Ansteckungsmöglichkeiten sind überall dort gegeben, wo durch

Barfußgehen infektiöse Hautschüppchen auf den Boden und an den Fuß einer anderen Person gelangen können. Den Nachweis von Dermatophyten auf dem Fußboden von betrieblichen oder öffentlichen Duschen und Bädern haben Effendy und Schirrmeister (1985), Göpfert (1988) und andere überzeugend erbracht. *T. rubrum* und *T. mentagrophytes* sind bei Trockenheit viele Monate, aber auch im Wasser sehr lange überlebensfähig. Die Überlebenszeiten von Pilzen in Leitungswasser betrugen minimal 25 Tage, in ozoniertem Wasser gar 123 Tage (Fischer 1982). Der Infektionsweg erklärt die hohe Inzidenz der Tinea pedis in Berufen, für die das tägliche Duschbad nach der Arbeit in großen Gemeinschaftsanlagen typisch ist (Tab. 2.1). Als notwendige und wirksame prophylaktische Maßnahme hat sich die mindestens einmal tägliche Scheuerdesinfektion der Fußböden mit einem pilzwirksamen Des-

Tabelle 2-1. Häufigkeit der Tinea pedis in verschiedenen Berufsgruppen. (Nach Seebacher und Blaschke-Hellmessen 1990)

Berufe	Anzahl	Klinische Veränderungen in %	Nachgewiesene Mykose in %	Autoren
Bergleute	2101	90,0	21,0	Gentles et al. (1957)
Bergleute	1240	80,6	72,9	Götz et al. (1965)
Soldaten	465	30,0	18,0	Sturde et al. (1961)
Soldaten	1178	59,6	29,0	Marchlewitz et al. (1965)
Beschäftigte eines Chemiewerkes	1023	47,4	30,0	Prinz (1980)
Davon				
Arbeiter	823	52,0		
Angestellte	200	28,0		
Beschäftigte eines Schlachtbetriebes	500	51,0	41,2	Göpfert (1988)
Davon				
Arbeiter	330	58,8	47,9	
Angestellte	170	34,7	28,0	

infektionsmittel erwiesen (Göpfert 1988). Ungeachtet dieser epidemiologischen Zusammenhänge spielen für das Entstehen einer Fußmykose individuelle Faktoren eine wesentliche Rolle. So wird die Tinea pedis bei barfuß laufenden Naturvölkern praktisch nicht beobachtet. Aber auch unter unseren Lebensbedingungen erkranken zahlreiche Personen nicht an einer Fußmykose trotz wiederholter Exposition. Hier spielen wahrscheinlich genetische Faktoren (Zaias und Rebell 1996) und anatomische Fehlbildungen des Fußes, verursacht durch unphysiologische Fußbekleidung, eine Rolle. Eine von der European Nail Society mit Unterstützung der Janssen Research Foundation, Beerse, Belgien, in 20 vorwiegend europäischen Ländern durchgeführte Untersuchung unausgewählter Patienten ergab bei 31,6% von 10339 von Dermatologen untersuchten Patienten eine Tinea pedum. Davon hatten 8,2% nur einen Befall der Haut, 10,1% eine isolierte Nagelmykose und 11,7% eine Tinea pedum und unguium. Nach einer multivariaten Regressionsanalyse wurde folgende Gewichtung der Risikofaktoren in absteigender Reihenfolge ermittelt (Haneke et al. 2000):

- Familiäre Disposition
- Fußfehlstellungen
- Benutzung öffentlicher Badeeinrichtungen
- Männliches Geschlecht
- Traumen
- Periphere Neuropathie
- Diabetes mellitus
- Durchblutungsstörungen

Die Tinea pedis ist Ausgangspunkt für Mykosen anderer Lokalisationen, z. B. Nagelmykosen der Zehen und Finger, der Leistenbeugen oder anderer Körperregionen.

Klinik

Klinisch werden drei Erscheinungsformen unterschieden, die

- interdigitale Form als die häufigste,
- squamös-hyperkeratotische Form und
- vesikulös-dyshidrotische Form.

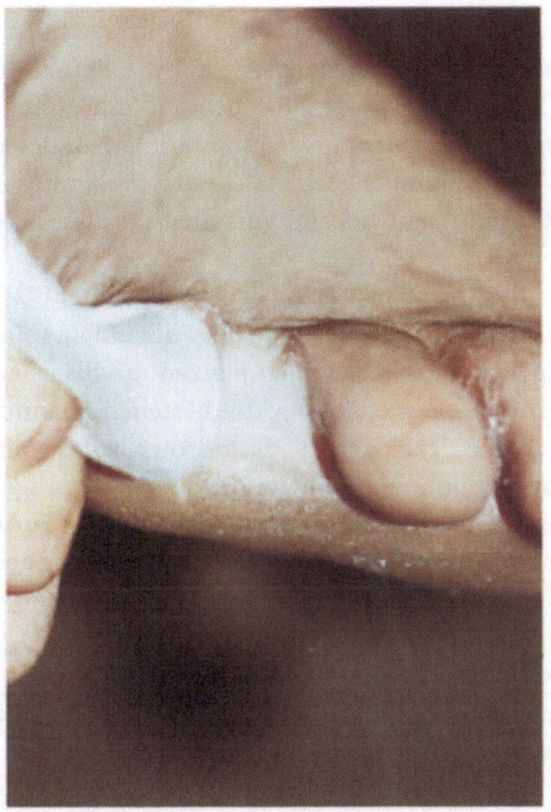

Abb. 2.2. Tinea pedis interdigitalis. Erreger *T. rubrum*. Der 4. Interdigitalraum ist mit dicken weißen Schuppen ausgefüllt, die vor Beginn einer antimykotischen Lokaltherapie entfernt werden müssen.

Zumeist beginnt die Tinea pedis mit einer Mazeration der Epidermis im Interdigitalraum zwischen den Zehen 4 und 5 (Abb. 2.2). Die Erscheinungen variieren von geringer Rötung und Schuppung bis zu weißen, verquollenen, dicken Epidermislagen und tiefen, schmerzhaften Rhagaden. An den Seitenflächen der Zehen befinden sich oft kleine Bläschen. Diese Form der Fußmykose kann unbehandelt jahrelang, oft unerkannt, fortbestehen oder sich auf den übrigen Fuß ausdehnen. Eine bakterielle Begleitflora ist für den oft unangenehmen Geruch verantwortlich. Die Interdigitalmazeration kann die Eintrittspforte für ein Erysipel sein.

Die **squamös-hyperkeratotische Form** der Tinea pedis ist an den Fußsohlen lokalisiert und greift langsam auf die Fußkanten und -rücken über (**Mokassin-Mykose**). Sie beginnt mit einer feinen, trockenen Schuppung auf leicht bis mäßig stark entzündeter Haut. Im weiteren Verlauf können sich dicke Hyperkeratosen und schmerzhafte Rhagaden entwickeln, vor allem an den besonders belasteten Fersen.

Die **vesikulös-dyshidrotische Form** beginnt mit einer Bläscheneruption im Bereich des Fußgewölbes und der Fußkanten. Infolge der dicken Hornschicht an den Fußsohlen platzen die Bläschen nicht spontan, sondern trocknen ein. Subjektiv bestehen Spannungsgefühl und Juckreiz. Die Bezeichnung „dyshidrotisch" lässt eine Störung in der Schweißbildung vermuten, die aber nie nachgewiesen wurde. Logischer wäre es, diese Bezeichnung nicht mehr zu verwenden. Sie ist aber so verbreitet, dass sie zur Verständigung auch hier benutzt wird.

Verlauf und Prognose

Die Tinea pedum zeigt keine Selbstheilungstendenz. Wohl klingen akute Schübe ab, können aber immer wieder rezidivieren. Auch nach erfolgreicher Behandlung sind bei disponierten Personen Neuinfektionen oder Rezidive bei fortbestehender Onychomykose oft zu beobachten.

Differentialdiagnosen

Von der Tinea pedis sind die nicht von Pilzen verursachte Interdigitalmazeration, der gramnegative Fußinfekt, die Psoriasis plantaris, das Pustular Bacterid (Andrews), das atopische und vulgäre Ekzem sowie das Keratoma plantare (et palmare) abzugrenzen.

Mykologische Diagnostik

Vom Rand schuppender Herde wird das Material zur mykologischen Untersuchung entnommen. Geeignet sind auch Blasendekken. Die Entnahmestellen sind zuvor mit 70%igem Alkohol abzuwischen, um Anflugkeime zu beseitigen. Das positive Nativpräparat beweist die klinische Diagnose Tinea pedis und sollte vor Einleitung der Behandlung vorliegen. Kaum eine andere Dermatose der Füße wird nämlich **klinisch** so häufig falsch diagnostiziert und damit fehlbehandelt wie die Fußmykose. Die Pilzkultur ist zur Bestimmung des Erregers erforderlich. Bei einer vorausgegangenen antimykotischen Behandlung (oft Selbstmedikation) kann der kulturelle Erregernachweis misslingen, hier ist eine Wiederholungsuntersuchung nach einer zweiwöchigen Therapiepause angezeigt.

Therapie
Bei akut entzündlichen Veränderungen empfiehlt sich zunächst eine antiphlogistische Lokalbehandlung ohne antimykotische Wirkstoffe. Geeignet sind feuchte Umschläge, Oleum Zinci oxydati, Lotio Zinci oxydati. Ist die Entzündung abgeklungen, wird ein dem Hautzustand adäquates Antimykotikum verordnet. Für akute Fußmykosen eignen sich Creme-Verschreibungen, für trockene, schuppende Prozesse sind Salben zu empfehlen. Die interdigitale Tinea pedum kann auch mit Lösungen behandelt werden, wenn Schuppenauflagerungen zuvor entfernt wurden. Die Lokaltherapie muss kontinuierlich über einen längeren Zeitraum fortgeführt werden, etwa 4 Wochen über die vollständige klinische und mykologisch gesicherte Heilung hinaus. Für die topische Behandlung sind alle gegen Dermatophyten wirksamen Präparate geeignet, wie Azole, Ciclopiroxolamin, Amorolfin, Allylamine und Tolnaftat. Die hyperkeratotische Tinea pedis ist oft mit der topischen Behandlung nicht zu beherrschen. Hier ist bei Vorliegen einer positiven Pilzkultur die systemische Behandlung indiziert. Geeignet sind Griseofulvin (500 mg/die) oder Fluconazol (50 mg/die) bis zur klinischen und mykologisch gesicherten Heilung (oft erst nach 2 bis 3 Monaten), Ketoconazol (200 mg/die maximal für 2 Monate), Itraconazol (100 mg/die für 4 Wochen oder 200 mg/die für 7 Tage) und Terbinafin 250 mg/die für 4 bis 6 Wochen.

Prävention
Das Problem Tinea pedis ist ohne vorbeugende Maßnahmen nicht beherrschbar. Wichtig ist das Trockenhalten der Füße, wobei die Zehenzwischenräume nicht übersehen werden dürfen. In öffentlichen Bädern oder in gemeinschaftlich genutzten Duschen sollten grundsätzlich eigene Badepantoffeln getragen werden. Schuhe und

Strümpfe sind täglich zu wechseln sowie in größeren Zeitabständen, mindestens jedoch während und zum Abschluss einer antimykotischen Behandlung, mit einem pilzwirksamen Mittel zu desinfizieren. Pilze werden bei einer 40 °C Wäsche der Strümpfe nicht abgetötet. Pilzsporen können in Schuhen und Strümpfen viele Monate überleben und infektiös bleiben. Grundsätzlich sollten nur atmungsaktive und bequeme Schuhe und Strümpfe getragen werden. Die weite Verbreitung der Tinea pedis ist nicht zuletzt ein Tribut an die Zivilisation und damit an die Mode. Enges Schuhwerk presst die Zehen zusammen und schafft so Bedingungen einer feuchten Kammer, die ihrerseits Voraussetzung für das Angehen einer Pilzinfektion ist.

2.3 Tinea corporis et faciei

Definition

Die Tinea corporis ist eine entzündliche Dermatophytose der lanugobehaarten Haut einschließlich des Gesichts.

Erreger

Ursache dieser Dermatomykose können fast alle Dermatophyten sein. In der Analyse von Blaschke-Hellmessen et al. (1975) dominierte *T. rubrum* mit 39,9%, gefolgt von *T. verrucosum* mit 36,7%, *T. mentagrophytes* var. *granulosum* mit 15,5%, *T. mentagrophytes* var. *gypseum* und *interdigitale* 3,2%, *E. floccosum* 2,0% und *M. canis* 1,7%. Diese Zusammenstellung zeigt das deutliche Überwiegen zoophiler Dermatophyten, das auch heute noch registriert wird, wenn auch mit einer deutlichen Zunahme von *M. canis* und einer Abnahme von *T. verrucosum*. Der Anteil der Tinea corporis an 38738 kulturell gesicherten Dermatophyten-Infektionen betrug 7,3%. Eine Sonderform der Tinea corporis ist die Tinea imbricata, die von *T. concentricum* hervorgerufen wird und fast nur farbige Rassen (Südseeinsulaner, Malaysier, Chinesen, Inder, Negride, südamerikanische Indianer) befällt. Die Krankheit ist für diese Völker sehr kontagiös, was auf eine genetisch fixierte Disposition für diese spezielle Dermatomykose hindeutet.

Übertragung

Die Übertragung erfolgt überwiegend vom Tier auf den Menschen, gelegentlich unter Zwischenschaltung von Gegenständen, an denen die Erreger haften und von Mensch zu Mensch. Die Übertragung von Mensch zu Mensch erfolgt entweder durch den direkten Hautkontakt innerhalb der Familie oder im Rahmen von sportlicher Betätigung, bei der ebenfalls ein enger Kontakt unvermeidlich ist, wie z. B. die „Tinea corporis gladiatorum" durch *T. tonsurans*, die sich auch auf den behaarten Kopf ausdehnen kann. Vom Tier auf den Menschen übertragene Dermatophyten-Infektionen können, sofern ein Kausalzusammenhang mit der beruflichen Tätigkeit nachweisbar ist, als Berufskrankheit nach der Ziffer 3102 der Liste der Berufskrankheiten anerkannt und entschädigt werden. Infektionskrankheiten, darunter auch Mykosen, die von Mensch zu Mensch übertragen werden und Versicherte betreffen, die im Gesundheitsdienst, in der Wohlfahrtspflege oder in einem Laboratorium tätig sind oder durch eine andere Tätigkeit der Infektionsgefahr in ähnlichem Maße ausgesetzt waren, können nach BK-Ziffer 3101 entschädigt werden.

Klinik

Nach einer Dermatophyteninfektion der behaarten Haut entwickelt sich zunächst eine umschriebene Follikulitis als Folge des Eindringens des Pilzes in das Follikelostium und in den Haarbalg. Die Ausbreitung der Infektion erfolgt ausschließlich im Stratum corneum unter Befall weiterer Haarfollikel. Klinisch zeigt sich eine entzündlich gerötete, gering schuppende Scheibe, die sich zentrifugal ausdehnt. Mit Fortschreiten der Infektion können mehrere solcher Herde konfluieren und polyzyklische, großflächige, landkartenähnliche Figuren bilden (Abb. 2.3). Bei Infektionen mit anthropophilen Dermatophyten (*T. rubrum, T. tonsurans, E. floccosum*) bleibt der Prozess auf die äußeren Abschnitte des Haarfollikels beschränkt und verursacht nur geringe entzündliche Reaktionen. Die Ränder sind leicht erhaben und weisen ein schwach livides Erythem auf. Diese Form der Tinea corporis superficialis unterscheidet sich von der mit heftigen Entzündungen einhergehenden Tinea corporis/faciei profunda (Abb. 2.4). Die Pilze

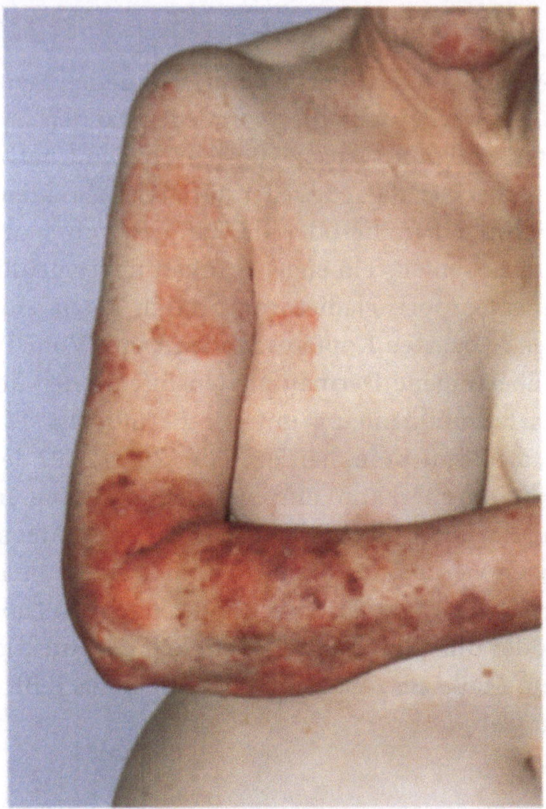

Abb. 2.3. Tinea corporis universalis. Erreger *T. rubrum*. Die Patientin leidet seit Jahren an diesen Hautveränderungen, die an den Unterarmen durch ständiges Kratzen bereits ekzematisiert sind. Die Behandlung erfolgte unter der Fehldiagnose Ekzem. Gleichzeitig besteht eine Onychomykose an Händen und Füßen.

dringen hauptsächlich in die keratogenen Zonen des Haarschaftes ein und durchsetzen ihn von innen her. Perifollikulär entwickelt sich ein Infiltrat, das einschmilzt und klinisch als schmerzhafter, sezernierender Knoten in Erscheinung tritt. Die regionären Lymphknoten schwellen an, Allgemeinsymptome wie Fieber, Abgeschlagenheit usw. können auftreten. Vorzugslokalisationen der profunden Form sind Bart- und Halsregion bei Männern, Unterarme und der behaarte Kopf bei Kindern (siehe 2.5 Tinea capitis).

Die ausgedehnte, disseminierte und häufig therapieresistente Form der Tinea corporis superficialis wird oft bei Störung der Im-

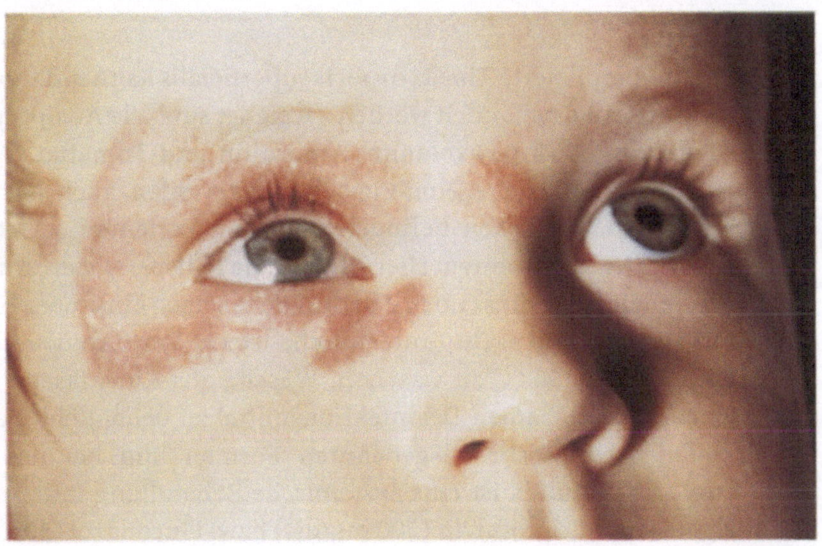

Abb. 2.4. Tinea faciei. Erreger *M. canis*. Die Infektionsquelle war ein Meerschweinchen, welches als Spieltier diente.

munabwehr beobachtet, besonders häufig bei Patienten mit einer HIV-Infektion. *T. rubrum* als Erreger einer chronischen Onychomykose und einer disseminierten Tinea corporis, bei nachgewiesener oder vermuteter Störung der Immunabwehr, wird auch als *T. rubrum*-Syndrom bezeichnet (Zaias und Rebell 1996, Böhmer und Korting 1999).

Mykologische Diagnostik

Eine gesicherte Diagnose kann nur durch das Nativpräparat und die Pilzkultur gestellt werden. Nach Desinfektion des Herdes mit Alkohol werden vom Rand Schuppen zur Untersuchung entnommen. Zum Pilznachweis eignen sich auch aus dem Herd gezupfte Haare. Die Pilzkultur ist zwingend erforderlich, wenn die Frage nach einer möglichen Berufskrankheit zu beantworten ist.

Differentialdiagnose

Als Differentialdiagnosen kommen das nummuläre und seborrhoische Ekzem, der Erythematodes integumentalis, die Pityriasis rosea, die Pityriasis versicolor und die Psoriasis in Betracht.

Therapie

Die unkomplizierte Tinea corporis superficialis kann mit topischen Antimykotika behandelt werden. Geeignet sind alle Azolpräparate, Allylamine, Ciclopiroxolamin, Amorolfin und Tolnaftat. Wichtig ist, dass **alle** Herde regelmäßig behandelt werden, auch solche, die sich auf dem Rücken befinden und vom Patienten selbst nicht erreicht werden können. Hier ist ggf. eine Hilfsperson erforderlich. Die Behandlung muss noch 2 bis 3 Wochen nach klinischer Heilung fortgesetzt werden. Die Unterwäsche ist zur Verhütung von Reinfektionen bei 90 °C zu waschen, Wäsche aus Kunstfasern ist mit einem pilzwirksamen Desinfektionsmittel zu behandeln. Bei Therapieresistenz, sehr ausgedehnten Formen und bei der Tinea corporis profunda ist eine systemische Behandlung indiziert. Geeignet sind: Griseofulvin (500 mg/die) bzw. Fluconazol (50 mg/die) bis zur klinischen und mykologisch gesicherten Heilung (Dauer etwa 3 bis 6 Wochen), Ketoconazol 200 bis 400 mg/die für 3 bis 4 Wochen, Terbinafin 250 mg/die für 14 Tage, Itraconazol 100 mg/die für 14 Tage, 200 mg/die für 7 Tage.

2.4 Tinea inguinalis

Definition

Die Tinea inguinalis ist eine entzündliche Dermatophyteninfektion der Inguinalregion, oft unter Beteiligung der Nates, seltener auch der Axillen.

Erreger

Haupterreger ist *T. rubrum*, gefolgt von *T. mentagrophytes* und *E. floccosum*. Eine Analyse von 1931 Fällen ergab folgende Verteilung: *T. rubrum* 76%, *T. mentagrophytes* 3,9%, *T. verrucosum* 5,2%, *E. floccosum* bei Männern 15,6%, bei Frauen 4,6%. Von 38738 ausgewerteten Dermatophytosen waren 1931=5% eine Tinea inguinalis. Das Verhältnis Männer zu Frauen betrug 3:1.

Übertragung

Die Tinea inguinalis wird häufig von eigenen, mit einer Dermatophytose behafteten Körperstellen in die Leistenbeugen übertragen. Besonders betroffen sind Personen, die stark schwitzen und eine Tätigkeit ausüben, wo die Inguinalregion schlecht transpirieren kann, so dass dort ein feuchtwarmes Milieu herrscht (z. B. Kraftfahrer).

Klinik

Die Krankheit beginnt mit einem roten Fleck an der Innenseite der Oberschenkel, meist in Höhe des Skrotums, ein- oder beiderseitig (Abb. 2.5). Sie dehnt sich rasch aus, und in der Peripherie zeigt sich ein leicht entzündlicher schuppender Randsaum. Das Zentrum blasst langsam ab und weist einen bräunlichen Farbton auf. Das Skrotum, der Penis oder die Vulva können mit befallen sein. Unbehandelt dehnen sich die Herde auf den Mons pubis und auf die Nates aus. Den Befall des Gesäßes findet man häufig bei Personen mit überwiegend sitzender Tätigkeit (feuchte Kammer). Ältere

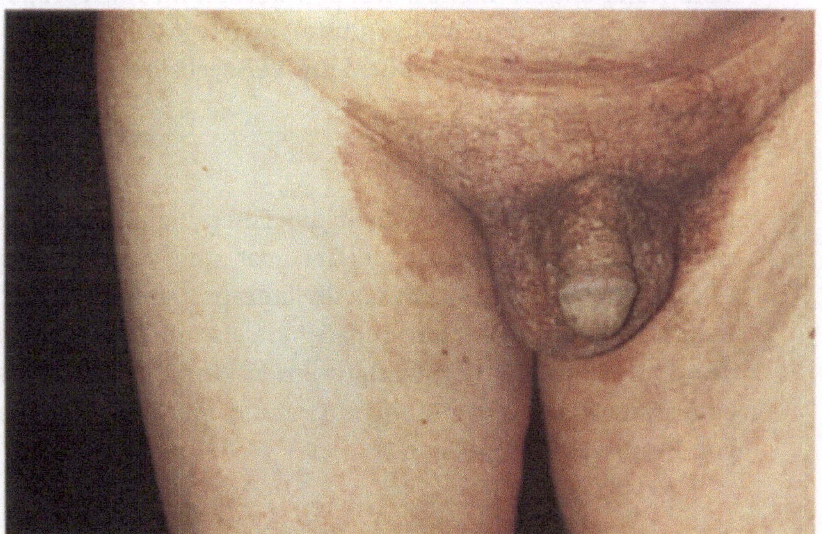

Abb. 2.5. Tinea inguinalis. Erreger *T. rubrum*. Der bräunliche Farbton und die leichte Schuppung sind typisch für die Tinea inguinalis; bei der differentialdiagnostisch abzugrenzenden Candidose ist der Farbton mehr lackrot.

Herde lassen mitunter den bogigen Randsaum vermissen. Man sieht lediglich münzgroße schuppende Restherde, aus denen sich noch Pilze isolieren lassen. Juckreiz ist selten, eher wird über ein brennendes Gefühl geklagt. Die beschriebenen Hautveränderungen können selten auch in den Axillen und bei Frauen submammär auftreten. Die Krankheit verläuft chronisch, wobei, abhängig von der Jahreszeit, Befundbesserungen eintreten können. Wird in der Leistenbeuge *Candida albicans* als Erreger isoliert, handelt es sich nicht um eine Tinea inguinalis, sondern um eine Candidose (s. S. 53 ff).

Differentialdiagnose

Als Differentialdiagnosen sind an Erythrasma (diese früher den Mykosen zugeordnete oberflächliche Dermatose wird von *Corynebacterium minutissimum* hervorgerufen), Candidosis intertriginosa, Psoriasis inversa, Pemphigus chronicus benignus familiaris zu denken.

Mykologische Diagnostik

Vom Rand entnommene Schuppen werden im Nativpräparat untersucht und es werden Pilzkulturen angelegt. Die Erregerbestimmung ist erforderlich, vor allem um Verwechslungen mit der Candidose vorzubeugen.

Therapie

In der Mehrzahl der Fälle heilt die Tinea inguinalis unter einer suffizienten Lokaltherapie ab. Geeignet sind alle Azolpräparate, Ciclopiroxolamin, Amorolfin, Allylaminpräparate und Tolnaftat. Bei der Behandlung müssen möglicherweise noch unerkannte Herde am Gesäß mit berücksichtigt werden. Nur ausnahmsweise wird eine systemische Behandlung notwendig, vor allem bei Vorliegen von Immunabwehrstörungen.

2.5 Tinea capitis

Definition

Die Tinea capitis ist eine durch Dermatophyten hervorgerufene Mykose der behaarten Kopfhaut.

Erreger

Das Erregerspektrum der Tinea capitis erfährt in den letzten 20 Jahren einen beachtlichen Wechsel. In der Fünfjahresperiode von 1967 bis 1971 ist in 13 Kliniken und Instituten der früheren DDR von insgesamt 38738 Patienten 239mal Material vom behaarten Kopf auf das Vorliegen einer Pilzinfektion untersucht worden. Diese Relation zeigt, dass die Tinea capitis zu dieser Zeit mit 0,6% der mykologischen Untersuchungen eher eine Rarität als eine häufige Erkrankung war. Unter den vom Kopf isolierten Erregern dominierte *T. verrucosum* mit 59,8% eindeutig, gefolgt von *T. mentagrophytes* mit 29,3% und erst an 3. Stelle folgte *M. canis* mit nur 7,5%. *T. rubrum* wird vom behaarten Kopf nur extrem selten gefunden, in der zitierten Statistik waren es 2,9% (Blaschke-Hellmessen et al. 1975).

Heute hat sich ein Erregerwechsel bei der Tinea capitis in Mitteleuropa vollzogen. Tietz et al. (1999) analysierten 377 Fälle von Tinea capitis in Deutschland, die durch kulturellen Erregernachweis gesichert sind. An erster Stelle steht jetzt *M. canis* mit 54,8%, danach folgen *T. mentagrophytes* mit 14,7%, *T. verrucosum* 8,1%, *T. violaceum* 6,1% und *T. tonsurans* 3,8%. Eine Zunahme von *T. violaceum* und *T. tonsurans* wird auch von Qadripur (1995) berichtet. In einer Übersicht zum Erregerspektrum der Tinea capitis nennen Schwinn et al. (1995) für den Raum Würzburg folgende Zahlen: *M. canis* 50%, *T. verrucosum* 22%, *T. rubrum* 14% (ein ungewöhnlich hoher Wert, bezogen auf 50 Fälle einer Tinea capitis), *T. mentagrophytes* 4% und andere Dermatophyten 10%. Unter 3775 Fällen von Tinea capitis, die der European Confederation of Medical Mycology gemeldet wurden, waren 37,9% *M. canis*, 23,1% *T. tonsurans*, 10,8% *M. audouinii*, 10,4% *T. soudanense* und 9,7% *T. violaceum*.

Sonderformen

Unter dem Begriff Tinea capitis werden alle Dermatophyten-Infektionen des behaarten Kopfes zusammengefasst. Aus klinischen und epidemiologischen Gründen ist jedoch eine weitere Differenzierung für das Verständnis vorteilhaft. Die oberflächliche, wenig entzündliche Verlaufsform trägt die Bezeichnung **Tinea capitis superficialis.** Im Gegensatz hierzu wird die phlegmasische Form als **Tinea capitis profunda** bezeichnet, früher hieß sie **Kerion Celsi.**

Ist eine Mikrosporumart als Erreger nachgewiesen, gilt die Bezeichnung **Tinea capitis superficialis microsporica** (früher Mikrosporie), in Fällen von *T. schoenleinii* als Erreger **Tinea capitis favosa** (früher Favus). Je nach Infektionsform des Haares unterscheiden wir weiter eine Ektothrix-Infektion, wobei sich der Pilz an der Oberfläche des Haarschaftes befindet, von einer Endothrix-Infektion, hier dringt der Erreger in den Haarschaft ein, ohne die Kutikula zu zerstören. Typische Erreger für die ektothriche Infektionsform sind *M. canis* und das früher in Europa endemische, jetzt aber kaum noch beobachtete *M. audouinii.* Beispiele für die endothriche Infektion sind von *T. tonsurans* und *T. violaceum* hervorgerufene Tinea capitis Formen. Die phlegmasischen, mit heftigen Entzündungen, z. T. mit Abszessen einhergehenden Infektionen werden überwiegend von zoophilen Dermatophyten hervorgerufen, wie z. B. *T. verrucosum* oder *T. mentagrophytes var. granulosum* oder vereinzelt auch durch den geophilen Erreger *M. gypseum* (Seebacher und Haustein 1966).

Übertragung

Die Übertragung der Erreger der Tinea capitis erfolgt von Mensch zu Mensch, Tier zu Mensch oder auch gelegentlich vom Menschen zum Tier und dann wieder vom Tier zum Menschen. Eine der häufigsten Infektionsquellen für *M. canis* sind Katzen und Meerschweinchen. Die Tiere können den Erreger in ihrem Fell beherbergen, ohne dass klinische Symptome zu sehen sind. Trotzdem besteht hohe Kontagiosität.

Klinik

Die Erscheinungen werden deutlich von den Erregern beeinflusst. Bei der **Tinea capitis microsporica** entwickeln sich auf dem Capillitium kreisrunde, scharf begrenzte, haarlose Bezirke, die von teilweise dichten, grau gefärbten Schuppen bedeckt sind. Die Größe der Herde ist variabel, sie können einzeln oder multipel und dann z. T. konfluierend vorkommen. Die Haarschäfte werden brüchig und brechen knapp über der Hautoberfläche ab. Auf diese Art und Weise entsteht ein Bild, das einem Stoppelfeld ähnlich ist. Mit der Pinzette herausgezogene Haarstümpfe haben eine mehlartige Umscheidung aus Hyphen und Arthrosporen. Die Kopfhaut selbst zeigt allenfalls geringe Entzündungszeichen. Selten entwickelt sich eine Follikulitis. Neben den Veränderungen auf dem behaarten Kopf können vor allem bei Kindern auch Körperherde, ähnlich einer Tinea corporis, beobachtet werden. Eine diagnostische Hilfe, insbesondere bei Gruppenerkrankungen, kann die Untersuchung im sog. Wood-Licht sein. Hierbei handelt es sich um eine UV-Lampe, die UVA-Strahlung von 365 nm emittiert. Die Sensitivität bei *M. canis*-Infektionen des behaarten Kopfes ist nicht sehr groß und damit für eine Ausschlussdiagnose nicht geeignet (Kefalidou et al. 1997)

Die **Tinea capitis superficialis trichophytica** unterscheidet sich durch große unregelmäßig gestaltete erythematosquamöse Herde, in denen die Haare abgebrochen sind. Haupterreger sind *T. violaceum, T. tonsurans* und -fast ausschließlich bei afrikanischen Kindern- *T. soudanense.*

Bei der **Tinea capitis favosa** ist die Kopfhaut zunächst partiell entzündlich gerötet, die Haare verlieren in diesem Bereich ihren Glanz. Im weiteren Verlauf bilden sich sogenannte Scutula oder Schildchen im beziehungsweise um den Haarfollikel herum. Hierbei handelt es sich um etwa linsengroße, schwefelgelbe Schuppenkrusten, die bei langer Bestandsdauer zur Follikelatrophie und damit zum partiellen, dauerhaften Haarverlust führen können. Größere Areale des Kopfes können mit exsudativen Krusten bedeckt sein. Der Erreger des Favus ist *T. schoenleinii,* der heute allerdings kaum noch in Deutschland isoliert wird.

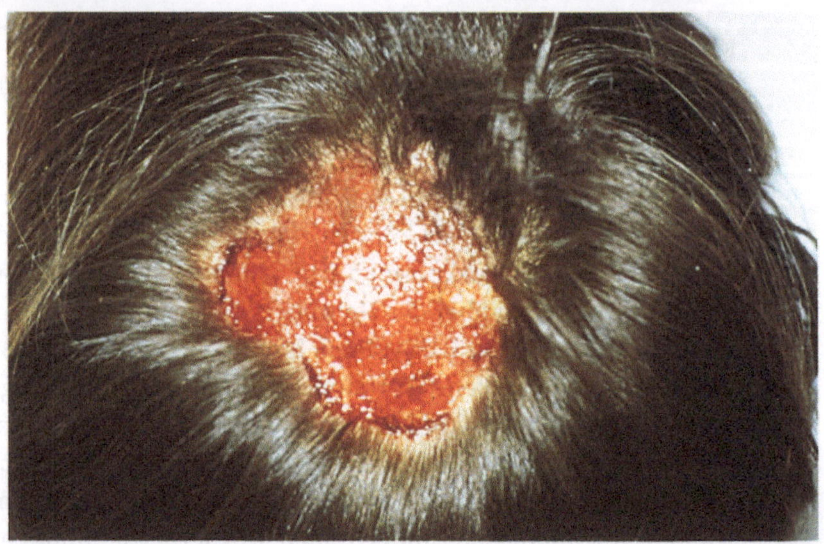

Abb. 2.6. Tinea capitis profunda. Erreger *T. verrucosum*. Im Zentrum eitrige Folliculitis.

Die **Tinea capitis profunda** ist durch einzelne oder multiple rundliche, erheblich entzündliche Herde charakterisiert, die mit follikulären Abszessen übersät sind (Abb. 2.6). Durch eitrige Absonderungen bilden sich Krusten. Die Haare im Herd lassen sich mit der Pinzette leicht herausziehen. Im weiteren Verlauf entwickeln sich furunkelähnliche Eiterherde. Subjektiv können Abgeschlagenheit und Kopfschmerzen, daneben leichtes Fieber auftreten. Die regionären Lymphknoten sind meist geschwollen. Häufig werden diese Knoten differentialdiagnostisch als Karbunkel oder Kopfschwartenphlegmone fehlgedeutet und dann chirurgischerseits inzidiert, allerdings ohne therapeutischen Effekt. Haupterreger ist *T. verrucosum*.

Differentialdiagnose
Als Differentialdiagnosen sind Seborrhoea capitis, Tinea amiantacea, Psoriasis capitis und Pyodermien zu nennen.

Mykologische Diagnostik
Aus dem Krankheitsherd gezupfte Haare werden im Nativpräparat untersucht. Im Nativpräparat lässt sich bei guter Präparation der ektotriche vom endotrichen Pilzbefall der Haare unterscheiden.

Die Untersuchung des Nativpräparats wird durch den Zusatz eines optischen Aufhellers (z. B. Blankophor) zur Kalilauge bei Betrachtung unter dem Fluoreszenzmikroskop deutlich erleichtert. Die endgültige Diagnose erfolgt durch die Pilzkultur, wobei im Hinblick auf die zu wählende Therapie die Bestimmung des Erregers bis zur Art erforderlich ist.

Therapie

Die Tinea capitis muss systemisch behandelt werden, da die alleinige Lokaltherapie in der Regel nicht zum Ziel führt. In Frage kommen Griseofulvin, Terbinafin, Ketoconazol, Itraconazol oder Fluconazol. Für Kinder ist in Deutschland z. Z. **nur Griseofulvin** zugelassen. Die Dosierung beträgt für Personen 14 über Jahren 2× täglich 250 mg eines mikronisierten Griseofulvinpräparates, für Kinder unter 14 Jahren 10 bis 20 mg/kg KG täglich. Die Einnahme muss nach der Mahlzeit erfolgen. Bei Fehlen einer therapeutischen Alternative, kann Kindern auch Fluconazol als Kapsel oder Saft ordiniert werden. Die zusätzliche Lokalbehandlung mit einem topischen Antimykotikum vom fungiziden Wirkungstyp (Ciclopiroxolamin, Terbinafin, Tolnaftat, Tolciclat) wird vor allem bei *M. canis*-Infektionen, zur Verringerung der Infektionsgefahr für andere Personen empfohlen (Tietz und Sterry 1999). Entscheidend für den Behandlungserfolg der Tinea capitis, hervorgerufen von zoophilen Dermatophyten, ist die Behandlungsdauer. Sechs bis acht Wochen oder länger dauert es, bis die Pilzkultur bei *M. canis* als Erreger negativ wird und zwar unabhängig vom gewählten Präparat. In einer Doppelblindstudie Itraconazol versus Griseofulvin bei kindlicher Tinea capitis betrug die Behandlungsdauer 6 Wochen. Die Heilungsraten waren für beide Präparate identisch. Erst 8 Wochen nach Abschluss der Behandlung waren 13/17 der mit Itraconazol und 11/14 der mit Griseofulvin behandelten Kinder pilzfrei. Die Verträglichkeit von Itraconazol war etwas besser (Lopez-Gómez et al. 1994). Bei einem Vergleich von 50 versus 100 mg Itraconazol täglich, zeigte sich in der mykologisch gesicherten Heilung die 100 mg Dosierung als überlegen (Degreef 1996).

Trotz besserer In-vitro-Aktivität von Terbinafin schlugen Versuche fehl, die kindliche *M. canis*-Infektion des behaarten Kopfes mit einer ein- oder zweiwöchigen Behandlung zu heilen. Die tägliche Terbinafindosis betrug in Abhängigkeit vom Körpergewicht: 10–20 kg 62,5 mg, 20–40 kg 125 mg und 40 kg 250 mg. Bei *T. tonsurans* als Erreger konnten nach zweiwöchiger Terbinafin-Behandlung 86% der Kinder geheilt werden. Hamm et al. (1999) vermuten die Ursache für das Nichtansprechen der Kurzzeitbehandlung in dem ektothrichen Infektionsmodus von Microsporumarten.

Folgende Erklärung für das scheinbar schlechte Ansprechen der *M. canis*-Infektion bei Kindern scheint plausibel: Die Infektion des Haares erfolgt im Haarfollikel. Der Erreger sitzt am Haarschaft ektotrich. Im Follikel werden die Pilze unter dem Einfluss des Antimykotikums abgetötet, nicht aber am Haar, da sich hier die Pilzzellen überwiegend in der Ruhephase (Arthrosporen) befinden und die zur Fungizidie benötigten Wirkstoffkonzentrationen nicht erreicht werden können. Da der Wirkstoff im Talg gespeichert und ausgeschieden wird, erklärt sich die besondere Therapieresistenz bei Kindern, deren Talgdrüsenfunktion minimal ist. Erst unter dem Einfluss von Sexualhormonen in der Pubertät entwickeln sich diese Hautanhangsgebilde anatomisch und funktionell voll aus. Damit wird die Zeit bis zum Erlöschen der Infektiosität unter der Behandlung auch von der Länge der infizierten Haare abhängen. Ein Zurückschneiden der Haare sollte daher die Behandlungsdauer der kindlichen *M. canis*-Infektion mit einem systemischen Antimykotikum erheblich verkürzen. Diese Annahme wird durch Untersuchungsergebnisse von Aste et al. (1997) eindrucksvoll gestützt. 336 Kinder im Alter zwischen einem Monat und 13 Jahren mit einer Tinea capitis, darunter 278 mit *M. canis* als Erreger, wurden mit Griseofulvin behandelt. Die Dosierung betrug 20–25 mg/kg KG täglich. Die befallenen Areale wurden einmal wöchentlich rasiert. Bei allen Kindern war nach 30 bis 40 Tagen vollständige Heilung erreicht.

Im Haarfollikel und/oder endotrich parasitierende Pilze werden vom Antimykotikum besser erreicht und schneller abgetötet. Das trifft für alle von Trichophytonarten verursachten Tinea capitis-Formen zu, wie ein Teil der zitierten Studien gezeigt hat.

Grundsätzlich sind Fluconazol, Itraconazol und Terbinafin bei der kindlichen Tinea capitis wirksam. Alle drei Wirkstoffe sind für diese Indikation zur Anwendung bei Kindern noch nicht zugelassen, mit Ausnahme von Fluconazol bei Fehlen einer Alternative. Darüber hinaus fehlen auch noch durch Studien gesicherte Dosierungsempfehlungen.

2.6 Tinea unguium

Definition. Die Tinea unguium oder Onychomykose ist eine chronische, langsam die Nagelplatte zerstörende Dermatophyteninfektion der Finger- und/oder Zehennägel.

Erreger

Weltweit wird überwiegend *T. rubrum* isoliert. Seltener kommen *T. mentagrophytes,* andere *Trichophyton spp., E. floccosum* und vereinzelt auch einmal *Microsporumarten* vor.

Häufigkeit

Die Tinea unguium ist weltweit verbreitet. Noch vor dem 2. Weltkrieg zählte sie zu den seltenen Krankheiten. Heute sind etwa 10–20% der Bevölkerung an einer Tinea unguium erkrankt. Von 1240 untersuchten Bergleuten wiesen 27% eine mykologisch gesicherte Onychomykose auf (Götz und Hantschke 1965). Eine weitere Untersuchung an 400 Frauen und 400 Männern der Altersgruppen bis 20, 21 bis 40, 41 bis 60 und über 60 Jahre, jede Gruppe war mit 100 Probanden besetzt, ergab eine Onychomykosehäufigkeit für das Gesamtkollektiv von 13,2%. Jede der hier gezählten Onychomykosen ist durch den kulturellen Nachweis von Dermatophyten gesichert. Andere Pilzarten wurden hierbei nicht berücksichtigt, sind aber ausgewertet worden. Zwischen Männern und Frauen bestand kein Unterschied. Bei den bis 20jährigen Personen hatten 2,5% eine Tinea unguium, in den drei folgenden Altersgruppen jeweils 17%. Klinisch auffällige Nagelveränderungen nahmen mit steigendem Alter deutlich zu, von 7%, 40,5%, 71% bis 79% (Seebacher 1968). Diese Ergebnisse stimmen recht gut mit denen der jüngsten deutschlandweiten Erhebung der European Nail Society überein. Personen unter 18 Jahren (n=727) hatten in 3,3%, Personen der Altersgruppe 18–65 Jahre (n=5827 in 16,9% und die über 65-Jährigen wiesen in 38,6% eine Nagelmykose auf. Auch diese Studie fand keine Häufigkeitsunterschiede zwischen Männer und Frauen, die Onychomykose ist bei 20,3% der untersuchten Männern und bei 20,5% der Frauen gefunden worden (Haneke et al. 2000).

Übertragung

Die Infektion des Nagelkeratins erfolgt in der Regel von einer vorbestehenden Tinea pedis aus. Die Erreger dringen vom Hyponychium zum Nagelbett vor. Die Infektionswege entsprechen denen der Tinea pedis (siehe 2.2).

Klinik

Die Tinea unguium beginnt meist am freien oder einem seitlichen Nagelrand mit einem unregelmäßig begrenzten, weißlichen bis gelblichen Fleck, der sich langsam ausdehnt (Abb. 2.7). Im weiteren Verlauf verlieren zunächst Teile der, dann die gesamte Nagelplatte ihre Transparenz und verfärben sich weiß oder gelblich. Formalpathogenetisch wird zwischen einer primär hyponychialen und einer

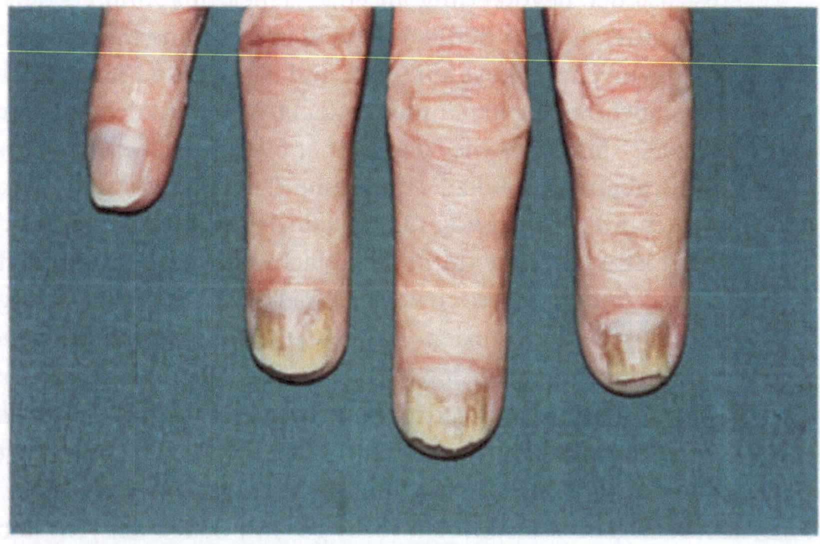

Abb. 2.7. Tinea unguium. Erreger *T. rubrum*. Subunguale distale Form der Onychomykose, die Nagelmatrix ist nicht befallen.

primär eponychialen Infektionsform unterschieden, die erste ist häufiger. Hier dringt der Pilz am Margo liber im Bereich des subungualen Spaltes zunächst in das Hyponychium ein, wenn infolge einer onychotropen Störungen dieser Spalt erweitert oder/und das Hyponychium verdickt bzw. parakeratotisch verändert ist. Im Hyponychium breitet sich der Pilz in Richtung Matrix aus. Das infizierte Gewebe reagiert mit einer Hyperproliferation des Epithels (Male 1981) Im weiteren Verlauf entwickelt sich zunächst eine mehr oder weniger starke subunguale Hyperkcratose, die die Nagelplatte anhebt. Die Infektion dehnt sich nach und nach bis zur Nagelmatrix hin aus und erfasst diese selbst mit, so dass das gesamte Nagelorgan geschädigt wird. Später kann eine vollständigen Zerstörung der Nagelplatte folgen mit dem Resultat der sog. Krümelnägel. Diese häufigste Infektionsform wird auch als **Onychomykose vom distolateralen subungualen Typ** bezeichnet. Dringen die Pilze von proximal her über das Eponychium zur Nagelmatrix vor, finden sich die klinischen Veränderungen zunächst im oberen Anteil des Nagels, die dann langsam nach distal vorwachsen. Diese seltenere Infektionsform wird **proximale subunguale Onychomykose** genannt. Eine dritte Form ist die sog. **Leukonychia trichophytica,** hier handelt es sich um eine an den Zehennägeln vorkommende, oberflächliche, weiße Onychomykose, die vor allem von *T. mentagrophytes* verursacht wird. Die Infektion der Nageloberfläche erfolgt häufig durch Traumen oder mazerative Aufweichungen der oberen Lagen des Nagelkeratins, so dass *T. mentagrophytes* hier eindringen und eine Infektion der Nagelplatte setzen kann.

Die Mykose der Zehennägel ist deutlich häufiger als die der Fingernägel, das Verhältnis beträgt etwa 3:1. Die Großzehennägel erkranken überwiegend zuerst, gefolgt von der 5. Zehe. Die Onychomykose kann einseitig auftreten, bei langem Bestand ist die Infektion aller 20 Nägel möglich. Subjektive Beschwerden bestehen kaum, es sei denn, die Onychomykose ist Streuherd für weitere Pilzinfektionen der Körperhaut. Für die Betroffenen stellt die Onychomykose oft ein sehr großes ästhetisches Problem dar, vor allem, wenn die Fingernägel befallen sind.

Für das Entstehen einer Onychomykose sind in der Regel Basisläsionen erforderlich. Diese resultieren aus mechanischen, traumatischen, chemischen, zirkulatorischen, nervalen oder endokrinen Störungen. Für die traumatischen Schädigungen des Nagelorgans sind zu enge Schuhe die häufigste Ursache, die eine fortgesetzte Kompression der Nägel, vor allem der Zehen 1 und 5, bewirken (Male 1981). Des Weiteren werden periphere Durchblutungsstörungen der Akren für das Entstehen einer Onychomykose mit verantwortlich gemacht (Nolting und Fegeler 1987).

Ohne Behandlung bleibt die Tinea unguium lebenslang bestehen. Spontanheilungen sind nicht zu erwarten. Mit zunehmender Krankheitsdauer nimmt die Zahl infizierter Nägel zu.

Differentialdiagnose

Als Differentialdiagnosen kommen in Betracht: Candidosis unguium, Scopulariopsidosis unguium, Nagelpsoriasis, Ekzemnagel (beachte Querrillen und ekzematöse Veränderungen am Nagelwall), angeborene oder erworbene Nageldystrophien.

Mykologische Diagnostik

Die mykologische Untersuchung des Nagelmaterials ist unabdingbar notwendig, da sonst Fehldiagnosen unvermeidlich sind. Nagelmaterialien, möglichst Feilspäne, niemals große mit der Zange abgeschnittene Nagelanteile, werden zur Untersuchung gegeben. Die kulturelle Ausbeute ist größer, wenn das Material von proximalen Anteilen der infizierten Nagelplatte entnommen wird. Im distalen Teil, speziell in den subungualen Hyperkeratosen, finden sich zwar häufig im Nativpräparat Pilzelemente, aber die Pilzkultur bleibt negativ. Zum Teil handelt es sich hierbei um abgestorbene Myzelien, teils aber auch um Arthrosporen, die zwar noch lebensfähig sind, in der Kultur aber nicht auswachsen, da sie vom Nagelkeratin vollständig eingeschlossen sind (s. Abb. 2.7).

Therapie

Die Behandlung der Onychomykose ist, trotz unbestrittener Fortschritte durch Entwicklung neuer Präparate, immer noch ein Problem. Eine Zusammenstellung der z. Z. verfügbaren Präparate gibt Tabelle 2-2. Die alleinige Lokalbehandlung der Onychomykose hat durch die Einführung von zwei Lackformulierungen erneuten Auf-

Tabelle 2-2. Präparate zur Behandlung der Onychomykose

Mycospor®-Nagelset	Bifonazol 1% Harnstoff 40%/Salbe	Zur atraumatischen Nagelentfernung Für distale Onychomykose
Nagel Batrafen®	Ciclopirox 8%/Nagellack	Für distale Onychomykose
Loceryl® Nagellack	Amorolfin 5%/Nagellack	Für distale Onychomykose
Fulcin®, griseo® von ct, Likuden®	Griseofulvin mikrofein Tabletten	500 mg/d für 6–12 Monate
Lamisil®	Terbinafin Tabletten	250 mg/d für 3–4 Monate
Sempera®	Itraconazol Kapseln	2 mal 200 mg für 7 Tage, 3 Wochen Pause; 3–4 Zyklen
Diflucan® Derm	Fluconazol Kapseln	150 mg/Woche, für 6–12 Monate z. Z. noch nicht zugelassen

trieb bekommen. Als Wirkstoffe für Nagellacke sind Ciclopirox 8%ig und Amorolfin 5%ig im Angebot. Umfangreiche klinische Studien belegen, dass eine erfolgreiche Behandlung mit diesen Nagellacken nur dann zu erwarten ist, wenn die Pilzinfektion die distale Hälfte des Nagels noch nicht überschritten hat (Reinel und Clarke 1992, Zaug und Bergstraesser 1992, Seebacher et al. 1993). Ist die Matrix mit infiziert, wie es z. B. bei der proximalen subungualen Onychomykose immer der Fall ist, dann ist eine alleinige Nagellackbehandlung von vornherein zum Scheitern verurteilt. Vor dem Auftragen des Nagellackes soll der infizierte Teil der Nagelplatte mit einer Feile verdünnt bzw. abgetragen werden. Amorolfin-Nagellack wird 1 bis 2mal pro Woche kontinuierlich bis zur Heilung (6 bis 8 Monate) aufgetragen. Die Anwendungsvorschrift für den Ciclopirox-Lack sieht im ersten Behandlungsmonat jeden zweiten Tag, im zweiten Monat mindestens zweimal wöchentlich und danach einmal pro Woche Auftragen vor. Die Behandlungsdauer wird mit 6 Monaten angegeben.

Das erste systemisch wirkende Medikament, das bei der Onychomykose eine deutliche Verbesserung der Heilungsaussichten gebracht hat, war das **Griseofulvin**, das schon 1958 eingeführt worden ist. Bald zeigte es sich aber, dass die alleinige Behandlung mit

Tabelle 2-3. Behandlungsergebnisse nach Kombinationstherapie der Onychomykose. (Nach Seebacher und Kretschmer 1991)

Griseofulvin atraumatische Nagelentfernung	Anzahl Patienten	Geheilt n=%	nicht geheilt n=%	Spätergebnisse nach 1–11 Jahren geheilt/nachbeobachtet n=%
Finger- und Zehennägel	62	46=74	16=26	16/42=38
nur Fingernägel	32	27=84	5=16	14/26=54
nur Zehennägel	52	37=71	15=29	14/34=41
Ketaconazol atraumatische Nagelentfernung	Anzahl Patienten	Geheilt n=%	nicht geheilt n=%	Spätergebnisse nach 1–11 Jahren geheilt/nachbeobachtet n=%
Finger- und Zehennägel	43	30=70	13=30	18/32=56
nur Fingernägel	34	27=79	7=21	17/24=56
nur Zehennägel	31	20=65	11=35	9/22=41

Griseofulvin nicht zum Ziel führte, so dass die **Kombinationsbehandlung**, die in der Entfernung der kranken Nagelplatte, der oralen Griseofulvinmedikation und der kontinuierlichen Lokalbehandlung mit einem Antimykotikum bestand, eingeführt wurde.

Mit dieser aufwendigen Methode konnten, bei entsprechend guter Compliance der Patienten, immerhin Heilungsraten von 70% bei Befall der Zehennägel und von 84% bei Befall der Fingernägel erreicht werden (Tab. 2.3.). Reichenberger und Götz (1962) sahen von 47 Patienten mit einer Onychomykose, die nur mit Griseofulvin behandelt wurden, bei 15 (32%) vollständige Heilung. Alle 146 Patienten, die sich einer Griseofulvinbehandlung nach Entfernung der pilzkranken Nägel unterzogen, wurden geheilt. Korting et al. (1993) fanden dosisabhängig Heilungsraten von 6 bzw. 14% bei alleiniger Gabe von Griseofulvin über maximal 18 Monate. In einer randomisierten Doppelblindstudie wurde Terbinafin und Griseofulvin zur Behandlung der Onychomykose der Zehennägel verglichen. Die

Griseofulvinmedikation, 1000 mg/die, erfolgte über 48 Wochen, Terbinafin wurde 24 Wochen, 250 mg/die, gegeben. Eine Zusatzbehandlung war im Studiendesign nicht vorgesehen. Am Ende der Nachbeobachtungszeit, nach 72 Wochen, waren in der Griseofulvingruppe 62% mykologisch geheilt, in der Terbinafingruppe 81% und die klinische Heilungsrate betrug für die mit Griseofulvin behandelten Patienten 39% versus 60% (Hofmann et al. 1995). Diese Heilungsrate für die Griseofulvin-Monotherapie erscheint überraschend hoch.

Mit **Ketoconazol** konnte keine wesentliche Verbesserung der Behandlungsergebnisse der Onychomykose erzielt werden, wegen gravierender Nebenwirkungen ist Ketoconazol für die Behandlung der Onychomykose nicht mehr zugelassen.

Das nächste für die systemische Behandlung von Onychomykosen in Deutschland zugelassene Antimykotikum war **Terbinafin.** In mehreren klinischen Studien lagen die Ansprechraten bei 95% für Fingernagelmykosen und 82% bei Zehennagelbefall. Da das Präparat fungizid wirkt und lange im Nagelkeratin verweilt, erscheint die dreimonatige **kontinuierliche Behandlung mit 250 mg/die** ausreichend. Kurze Zeit nach Terbinafin wurde **Itraconazol** zur Behandlung der Onychomykose zugelassen. Da auch Itraconazol sich selektiv im Nagelkeratin anreichert und in mikrobiologisch aktiver Form über viele Wochen aktiv bleibt, wurde die sog. **Pulstherapie** versucht und hat sich nunmehr als Standardbehandlungsmethode etabliert. Erwachsene nehmen dabei an 7 aufeinander folgenden Tagen jeweils 2× täglich 200 mg Itraconazol ein, gefolgt von einer dreiwöchigen Behandlungspause. 3 bis 4 Pulse sind heute die empfohlene Behandlungsmethode. **Fluconazol** ist zur Zeit zur Behandlung der Onychomykose in Deutschland noch nicht zugelassen. In kontrollierten klinischen Studien hat sich die Dosierung **150 mg einmal wöchentlich** für 6 Monate bei alleiniger Mykose der Fingernägel und für 9 Monate bei Beteiligung der Zehennägel als wirksam erwiesen.

Einen Überblick über die derzeit erreichbaren Behandlungsergebnisse mit den verschiedenen systemischen Antimykotika zeigt Tabelle 2-4.

Bei kritischer Durchsicht der publizierten Studienergebnisse fällt auf, dass als Erfolg die negative Pilzuntersuchung, sowohl im Nativ-

Tabelle 2-4. Metaanalyse zur durchschnittlichen mykologischen Heilungs- und klinischen Ansprechrate auf die Behandlung der Onychomykose der Zehennägel mit verschiedenen Medikamenten. (Nach Gupta und Lambert 1999)

	Mykologische Heilungsrate		Klinische Heilungsrate		
Medikament	Mittelwert %±s	Anzahl der Patienten (Zahl der Studien)	Mittelwert %±s	Anzahl der Patienten (Zahl der Studien)	Rückfälle %
Griseofulvin	41,1±20,4	211 (5)	33,7±14,1	212 (5)	40
Itraconazol kontinuierlich	65,5± 5,1	1022 (11)	69,0± 4,9	1008 (11)	21
Itraconazol (Puls)	71,1± 5,0	2026 (12)	74,7± 4,0	2150 (12)	10,4
Terbinafin	77,2± 4,0	1393 (20)	75,3± 2,9	1371 (20)	15
Fluconazol	65,6± 7,1	288 (4)	66,5±11,7	292 (4)	4,8

präparat als auch in der Kultur, sowie eine deutliche Besserung der sichtbaren Nagelveränderungen gewertet wird. Der Patient, der eine Nagelmykose als störend empfindet, wünscht als Behandlungsziel eine vollständige, gesunde Nagelplatte und das möglichst für 20 Nägel. Dieses strenge Kriterium wird auch mit den modernen Antimykotika nur in einem relativ geringen Prozentsatz, der bei etwa 50% liegt, erreicht. Diese Situation wurde besonders deutlich bei der kürzlich publizierten doppelblinden Vergleichsstudie zu Terbinafin (kontinuierliche Gabe) und Itraconazol (intermittierende Gabe) bei Onychomykosen der Zehennägel (Evans und Sigurgeirsson 1999), die sich durch einen ungewöhnlich langen Nachbeobachtungszeitraum von 72 Wochen auszeichnet. Vollständig geheilt waren am Ende der Nachbeobachtung: nach 12-wöchiger Terbinafinbehandlung 46%, nach 16-wöchiger Terbinafinbehandlung 55%, nach 3 Zyklen Itraconazol 23% und nach 4 Zyklen Itraconazol 26% (Tab. 2.5). Unabhängig von den Unterschieden zwischen beiden Präparaten bleibt festzuhalten, dass sowohl für Itraconazol als auch für Terbinafin die vollständige klinische und mykologische Heilung

Tabelle 2-5. Gesamtheilungsraten für Zehennagelmykose nach 72 Wochen für verschiedene Gruppen nach Behandlung mit Terbinafin versus Itraconazol. (Nach Evans und Sigurgeirsson 1999)

	Terbinafin 12 Wochen	Terbinafin 16 Wochen	Itraconazol 3 Zyklen	Itraconazol 4 Zyklen
Klinische Heilung	59/110=54%	59/98=60%	34/107=32%	35/109=32%
Mykologische Heilung	81/107=76%	80/99=81%	41/107=38%	53/108=49%
Vollständige Heilung	49/107=46%	54/98=55%	25/107=23%	28/108=26%
Klinische Wirksamkeit	67/102= 66%	67/95=71%	25/107=28%	35/104=34%

enttäuschend selten erreicht werden konnten. Die Ergebnisse sind schlechter, als die für Griseofulvin in Kombination mit der Nagelentfernung und zusätzlicher antimykotischer Lokalbehandlung (Reichenberger und Götz 1962, Seebacher 1966, Seebacher und Kretschmer 1991).

Nachuntersuchungen, längere Zeit nach abgeschlossener Onychomykosebehandlung, zeigen allerdings auch eine beachtliche Rezidivquote. Tosti et al. (1998) berichten von 22,2% Rückfällen ein bis drei Jahre nach erfolgreicher Behandlung der Onychomykose mit Terbinafin oder Itraconazol. Ein bis 11 Jahre nach Ende einer Griseofulvinbehandlung nach atraumatischer Nagelentfernung waren noch 16 von 42 nachuntersuchten Patienten (38%), klinisch und mykologisch kontrolliert, an 20 Nägeln geheilt. Nach einer Kombinationsbehandlung mit Ketoconazol waren es 18/32=56% (Seebacher und Kretschmer 1991; s. Tab. 2.3). In der von Gupta und Lambert (1999) vorgelegten Metaanalyse zu durchschnittlichen Heilungsraten verschiedener Behandlungsmethoden der Onychomykose werden folgende Rückfallraten genannt: Griseofulvin 40%, Itraconazol kontinuierlich 21%, Pulstherapie 10,4%, Terbinafin 15% und Fluconazol 4,8% (s. Tab. 2.4).

Bei der Suche nach der Ursache für die Misserfolge der Onychomykosebehandlung verglichen Ghannoum et al. (1999) den Pilzstamm vor Beginn der Behandlung mit dem bei einem Rezidiv neu aus dem Nagel isolierten Stamm anhand der minimalen Hemmkonzentrationen gegen Terbinafin, Fluconazol, Itraconazol und Griseofulvin. Abgesehen von einer Ausnahme wurde in keinem Fall eine Veränderung der MHK gegen eines der geprüften Antimykotika festgestellt. Mit molekulargenetischen Techniken wurde gezeigt, dass der Pilzstamm, der das Rezidiv verursachte, mit dem Stamm identisch war, der bei der Erstuntersuchung isoliert worden war.

Die Ursachen für diese Misserfolge liegen nicht so sehr in der Güte der gewählten Präparate, sondern in pathophysiologischen Umständen begründet, die hier näher besprochen werden sollen. Sowohl die Azole als auch Terbinafin wirken auf die Ergosterolbiosynthese, wenn auch in verschiedenen Schritten. Beide Wirkstoffe können ihre volle Wirkung nur dann entfalten, wenn Pilze sich in der Wachstumsphase befinden und für den Neuaufbau von Pilzzellmembranen Ergosterol benötigen. Pilze in der Ruhephase werden durch das Antimykotikum wenig tangiert, zumindest nicht in den Konzentrationen, die im Nagelkeratin nachzuweisen sind. Dieser Sachverhalt, der schon 1975 von Plempel für alle Azole als typische Eigenschaft betont wurde, konnte auch für Terbinafin experimentell nachgewiesen werden. Die minimale fungizide Konzentration von Terbinafin bzw. von Itraconazol war gegen den gleichen Pilzstamm in der Ruhephase um das Tausendfache höher als in der Wachstumsphase (Seebacher 1998). Wie histologische Schnitte gezeigt haben, weisen die subungualen Hyperkeratosen zahlreiche luftgefüllte Hohlräume auf, in denen Pilzsporen (Arthrosporen) viele Wochen und Monate lebensfähig liegen bleiben können (Effendy und Strassman 1999). Da ruhende Arthrosporen keine Hyphen ausbilden, sind sie durch Antimykotika nicht angreifbar. Dass die subungualen Hyperkeratosen der Grund für die Misserfolge der alleinigen Griseofulvin-Therapie sind, hat schon Grimmer (1962) erkannt und dieses Phänomen als Gletschernagel bezeichnet. Jetzt wiederentdeckt, wurde es mit dem Namen Dermatophytom versehen (Roberts und Evans 1998). Das Phänomen des Gletschernagels bildet auch für die modernen Antimykotika ein bleibendes Problem.

Als Konsequenz aus diesen beiden Sachverhalten muss die Empfehlung abgeleitet werden, dass bei Patienten mit dicken subungualen Hyperkeratosen zusätzlich zur systemischen Therapie die erkrankte Nagelplatte atraumatisch entfernt werden sollte. Dafür eignen sich eine Salbe mit 35% Harnstoff, wie sie im Mykospor® Nagelset angeboten wird, die 20%ige Harnstoffsalbe Onychomal®, oder aber eine Rezeptur aus Kalium iodatum 35,0 -Aqua 28,0- Cera Lanae ad 100,0 (Unguentum kalii iodati 35% SR). Die Nagelplatte sollte vom Arzt nach entsprechender Einwirkungszeit der Salben abgehoben und das Nagelbett vorsichtig ohne Verletzung gesäubert werden (Seebacher et al. 1973). Die chirurgische Nagelextraktion ist kontraindiziert, da sie den Patienten erheblich beeinträchtigt und die Gefahr bleibender Nagelwachstumsstörungen durch Verletzungen des Nagelbettes groß ist. Anschließend ist eine Lokalbehandlung mit Ciclopirox- oder Amorolfin-Nagellack zu empfehlen. Bei sehr langsamer Wachstumsgeschwindigkeit der Zehennägel (normal 2 mm pro Monat) ist die Indikation zur Behandlung einer Onychomykose der Zehennägel streng zustellen, da die Aussichten auf Heilung nur sehr gering sind.

Dass die Entfernung der pilzkranken Nagelplatte mit einer 40%igen Harnstoffsalbe tatsächlich die Behandlungsergebnisse verbessern kann, zeigt die offene multizentrische Studie zur Behandlung der Onychomykose mit Fluconazol mit und ohne vorheriger atraumatischer Nagelentfernung (Fräki et al. 1997). Am Ende der Nachbeobachtungszeit waren 36 von 51 Patienten (=71%) mit Nagelentfernung und 27 von 53 Patienten (=51%) geheilt. Die Autoren schreiben zwar, dieser Unterschied sei nicht signifikant, eine Überprüfung der angegebenen Zahlen mittels χ^2 Test ergibt $\chi^2=4{,}200$, d. h. $p<0{,}05$.

Eine weitere statistische Auffälligkeit sei hier angemerkt. Mehrere Studien vergleichen unterschiedliche Therapiezeiten mit Terbinafin (3 Monate versus 4 Monate) bzw. Itraconazol (3 Pulse versus 4 Pulse). In all diesen Studien konnte gezeigt werden, dass die längere Behandlungsdauer keine signifikant besseren Behandlungsergebnisse gebracht haben. Schaut man sich aber die Zahlen einzeln an, fällt auf, dass die längeren Behandlungszeiten in allen Studien geringgradig besser abschnitten, wenn auch nicht signifikant. Nach den Gesetzen der Logik müsste aber etwa die Hälfte der längeren Behandlungszeiten auch schlechter als die kürzeren abschneiden, wenn tatsächlich kein Unterschied für die Grundgesamtheit bestehen würde. Dass dem aber nicht so ist, deutet darauf hin, dass sowohl mit Terbinafin als auch mit Itraconazol wohl doch geringgradig bessere Ergebnisse erreichbar sind, wenn die Behandlungsdauer verlängert wird. Dieser Unterschied ist aber für die geprüften Einzelkollektive so gering, dass er statistisch nicht erkennbar war, da die untersuchten Kollektive für die zu erwartende geringe Differenz hätten viel größer gewählt werden müssen (statistischer Fehler). Diese Annahme findet für Itraconazol durch die pharmakokinetischen Daten zur Wirkstoffkonzentration im Nagelkeratin eine Unterstützung (s. Kap. 4.3) Die Erfahrungen aus der Praxis zeigen, dass die 3monatige Behandlung mit Terbinafin kontinuierlich oder 3 Pulse mit Itraconazol oft nicht ausreichen, um eine Onychomykose der Zehennägel wirklich vollständig zur Abheilung zu bringen.

Das Bestreben, die Onychomykose in immer kürzeren Zeiten zu heilen, hat die hier aufgezeigten natürlichen Grenzen. Sie gelten für alle Antimykotika, unabhängig von der MHK oder einer primär fungiziden Wirkung.

2.7 Tinea follicularis

Definition

Hierbei handelt es sich um eine chronische follikuläre Dermatophytose, die überwiegend an den Unterschenkeln von Frauen auftritt.

Erreger

Der Haupterreger ist *T. rubrum*, andere Dermatophytenarten werden nur selten isoliert.

Übertragung

Infektionsquelle ist in aller Regel die eigene Tinea pedis, oft bei gleichzeitig bestehender Tinea unguium. Möglicherweise werden follikuläre *T. rubrum*-Infektionen durch minimale Verletzungen der Haut, z. B. bei der Rasur der Unterschenkel, begünstigt. Unabhängig hiervon scheinen aber besondere prädisponierende Faktoren für das Entstehen dieser Krankheit notwendig zu sein. Genannt werden Akrozyanose, Keratosis follicularis oder auch Perniones.

Wahrscheinlich liegt eine lokale Abwehrschwäche gegen Pilzinfektionen vor.

Klinik

An einem oder an beiden Unterschenkeln entwickeln sich an Haarfollikel gebundene Knötchen, in deren Mitte das Haar herauswächst. Die Farbe variiert von livid rot bis bläulich oder hellbraun, die Konsistenz ist derb. Mehrere solcher Knötchen können ein größeres Areal bedecken, das dann oft eine leichte Schuppung aufweist. Die Krankheit verläuft chronisch, oft über viele Jahre.

Mykologische Diagnostik

Ausgezupfte Haare und Schuppen werden im Nativpräparat untersucht und Pilzkulturen angesetzt. Die histologische Untersuchung zeigt oft ein tuberkuloides Granulationsgewebe mit Abszessen im Korium. Die spezielle Pilzfärbung (z. B. PAS) lässt Hyphen und Arthrosporen im Stratum corneum und in den Haarfollikeln erkennen (Abb. 2.8, Abb. 2.9).

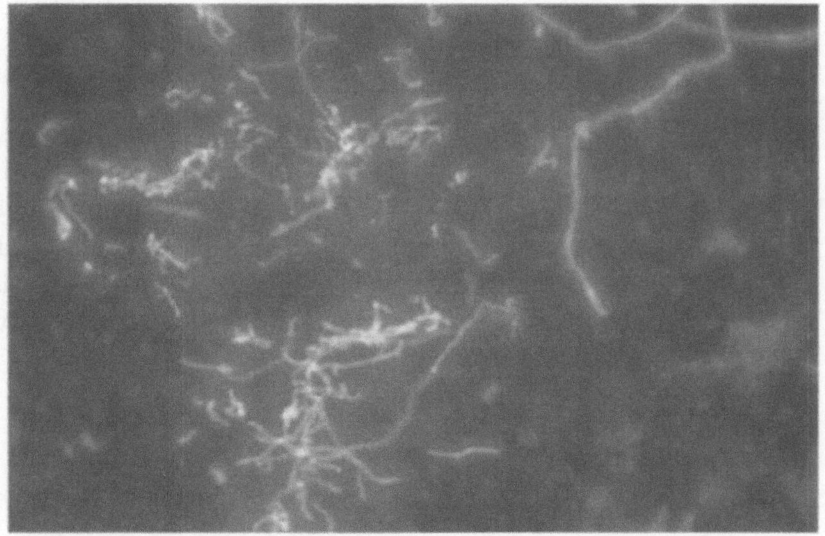

Abb. 2.8. Pilznachweis im Nativpräparat. Die Kalilauge wurde mit Blancophor, einem optischen Aufheller, versetzt und das Präparat im Fluoreszenzmikroskop untersucht.

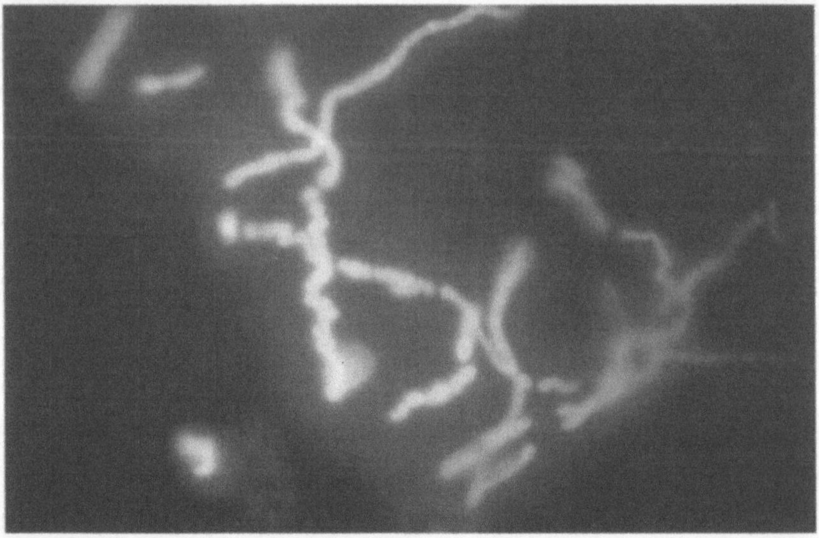

Abb. 2.9. Pilznachweis im Nativpräparat, Fluoreszenzmikroskopie. Arthrosporen, zerfallende Pilzhyphen.

Differentialdiagnosen

Von der Tinea follicularis sind das Erythema nodosum, die bakterielle Folliculitis und das Ekzem abzugrenzen.

Therapie

Eine alleinige antimykotische Lokaltherapie bringt in aller Regel keine Heilung. Zur systemischen Behandlung eignen sich alle gegen Dermatophyten wirksamen Antimykotika, wobei zweckmäßiger Weise die eigentliche Infektionsquelle, z. B. eine Fuß- und/oder Onychomykose, mitbehandelt werden muss. Damit richtet sich die Wahl des Präparates und die Dauer der Einnahme nach der Art der primären Mykose.

3 Hefemykosen der Haut und der hautnahen Schleimhäute (Levurose)

Die Levurose ist eine von Hefen verursachte Mykose. Da nicht nur *Candida*-Arten krankhafte Veränderungen hervorrufen, sondern auch Hefen anderer Gattungen, z. B. *Cryptococcus, Trichosporon, Malassezia* u. a., ist der Oberbegriff Levurose sinnvoll. Wurde eine *Candida*-Art als Erreger isoliert, ist die Bezeichnung „Candidose" korrekt. In diesem Sinne sind auch die Termini „Cryptococcose" und „Trichosporose" anzuwenden. Eine Ausnahme bildet die Pityriasis versicolor, die weiterhin nach den Regeln der ISHAM-Nomenklatur (Loeffler 1983) so benannt wird.

Hefen sind ihrem pathogenetischen Verhalten nach Opportunisten. Einige der medizinisch bedeutsamen Arten kommen auf der Haut und im Orogastrointestinaltrakt des gesunden Menschen vor. Die Frage, ob sie pathogen werden, d.h. eine Krankheit hervorrufen, ist ein quantitatives Problem und hängt entscheidend von der Abwehrlage des Wirtsorganismus ab. Normalerweise finden sich an diesen Standorten nur geringe Keimzahlen, und die funktionsfähige Immunabwehr verhindert eine unkontrollierte Vermehrung. Eine plötzliche Änderung von Eigenschaften, so dass Hefen für den immunkompetenten Wirt pathogen werden, ist z. Z. nicht belegt.

3.1 Candidose

Definition

Candidose (Candidosis) bezeichnet durch Hefen der Gattung *Candida* verursachte Haut-, Schleimhaut- und Organmykosen.

Diesem Kapitel seien einige Vorbemerkungen zur Ökologie von Hefen vorangestellt. Humanpathogene *Candida*-Arten kommen primär in der Gemeinschaft mit dem Menschen und mit warmblütigen Tieren vor. *Candida albicans* hat ihren primären Standort im Orogastrointestinaltrakt des Menschen und warmblütiger Tiere und kommt nicht ubiquitär im wirtfreien Habitat vor (Blaschke-Hellmessen 1999). Postulate, wie: „Hefen gehören nicht zur Standortflora des Menschen“, sind wissenschaftlich nicht haltbar. Die Erstbesiedelung mit Sprosspilzen erfolgt bereits in der frühen Lebensperiode. Blaschke-Hellmessen (1968) untersuchte 200 Neugeborene sowie 400 Säuglinge wiederholt bis zum 3. Lebensjahr auf das Vorliegen einer Hefepilzbesiedlung. Unmittelbar nach der Geburt, noch vor dem ersten Bad, waren 20% der untersuchten Neugeborenen mit *C. albicans* und 40% mit *Candida*-Arten einschließlich *C. albicans* besiedelt. Im ersten Lebensmonat stieg diese Rate auf über 80% für Hefen an, davon waren knapp 40% *C. albicans.* Für Säuglinge im ersten Trimenon ist *C. albicans* obligat pathogen, sie haben noch keinen ausreichenden Schutz gegen Pilzinfektionen entwickelt. Bei einer Infektion mit *C. albicans* erkranken Säuglinge zu 95% an einem Soor der Mundhöhle und/oder an einer Candida-Windeldermatitis. Blaschke-Hellmessen (1968) konnte zeigen, dass in der überwiegenden Zahl der untersuchten Fälle der kindliche Hefestamm mit dem mütterlichen in der Vagina identisch war und dass dieser von der Mutter übertragene *C. albicans*-Stamm Monate und Jahre nachweisbar blieb. Diese Untersuchungsergebnisse wurden neuerlich mit Hilfe molekulargenetischer Methoden bestätigt. Es konnte nämlich gezeigt werden, dass bei AIDS- und bei Tumorpatienten unter Chemotherapie dieselben *C. albicans*-Stämme, die zu einer Soor-Erkrankung der Mundhöhle bzw. des Oesophagus geführt hatten, bei einem Rezidiv nach ursprünglich erfolgreicher Behandlung wieder nachgewiesen wurden. Diese Ergebnisse deuten darauf hin, dass ein einmal im frühen Säuglingsalter akquirierter *C. albicans*-Stamm möglicherweise lebenslang im Organismus verweilt. Hier handelt es sich nicht um eine Candida-Infektion des Verdauungstraktes, sondern um eine **kommensale Besiedelung**, die als Normalfall anzusehen ist. Wir müssen heute davon ausgehen, dass fast jeder Mensch *C. albicans* im Magen-Darm-Trakt beherbergt, wenn auch der Nachweis bei geringen Quantitäten nicht immer gelingt. Die Nachweisgrenze wird von Müller (1993) mit 10^2 *Candida*-Zellen/g Stuhl angegeben.

In manchen etwas abenteuerlichen Publikationen zu „Candida-Infektionen“ des Magen-Darm-Traktes werden zur „Sanierung“ neben Antimykotika obskure Diäten empfohlen. Diese Diäten sind wissenschaftlich nicht validiert und widersprechen z. T. den anerkannten Gegebenheiten der Verdauungsphysiologie und der Mikroökologie des Verdauungstraktes. Eine Eradikation von *C. albicans* ist mit keinem Mittel möglich, auch nicht mit Höchstdosen von Nystatin oder oral appliziertem Amphotericin B (Blaschke-Hellmessen et al. 1996, Kretschmer 1990).

Eine Behandlung der orointestinalen *Candida*-Besiedlung ist nur dann indiziert, wenn aufgrund der körpereigenen Abwehrschwäche eine unkontrollierte Vermehrung der Hefe stattfindet. Eine solche Indikation ist bei Neugeborenen mit Symptomen eines Mundsoors und/oder einer Windeldermatitis, bei Diabetikern mit oraler oder intertriginöser Candidose sowie bei AIDS-, Tumor- und immunsupprimierten Patienten mit Zeichen der oralen Candidose gegeben.

Einige **nicht infektiöse Dermatosen** werden gelegentlich mit einer *Candida*-Besiedlung des Digestionstraktes in Zusammenhang gebracht. Für Psoriasis und endogenes Ekzem werden Hefen, vor allem *C. albicans*, als Triggerfaktoren (Menzel 1984, Buslau et al. 1990) und für die chronische Urticaria in Einzelfällen als Ursache (Schade et al. 1975) vermutet. Diese Annahmen beruhen im Wesentlichen auf dem gehäuften Nachweis von *C. albicans* im Stuhl betroffener Patienten. Eigene Untersuchungen (Seebacher 1999) an Patienten mit Psoriasis (138), mit atopischem Ekzem (40), chronischer Urtikaria (14) und hautgesunden Kontrollpersonen (92) ergaben jedoch keine Unterschiede bezüglich der Nachweishäufigkeit von Sprosspilzen, speziell von *C. albicans* und der Höhe der Antikörpertiter zwischen dem Kontrollkollektiv und den drei Patientengruppen. Bei der Bestimmung des *Candida*-spezifischen Immunglobulins E (IgE) wurden im Kontrollkollektiv bei 2 (7%) der Untersuchten leicht erhöhte Werte ermittelt, in der Psoriasisgruppe waren es 10 (13%) und in der Gruppe mit atopischem Ekzem 14 (35%). Eine Beziehung zwischen im Stuhl nachgewiesener *C. albicans*, erhöhten Antikörper-Titern und spezifischem IgE bestand nicht. Vier Atopiker mit erhöhten *Candida*-spezifischen IgE-Werten hatten negative Pilzkulturen an allen untersuchten Körperstellen. Da Atopiker auf viele Umweltnoxen mit der Bildung von spezifischen IgE-Antikörpern reagieren, ohne dass in jedem Falle eine Beziehung zwischen diesen Antikörpern und dem Hautstatus hergestellt werden kann, sehen wir die Beweislage als noch nicht ausreichend an, *C. albicans* eine Triggerfunktion für das endogene Ekzem zuzubilligen. Bei Urtikaria-Patienten konnten wir in keinem Fall *C. albicans*-spezifisches IgE nachweisen. Diese Hefe kann als Ursache einer chronischen Urticaria nur erwogen werden, wenn das *Candida*-spezifische IgE erhöht ist und eine Frühreaktion im Candidin-Test nachgewiesen wird. Der alleinige Nachweis von *C. albicans* im Stuhl reicht als Argument für eine ursächliche Bedeutung nicht aus. Eine routinemäßige orale antimykotische Behandlung des Orointestinaltraktes bei nachgewiesener Hefepilzbesiedlung ist nicht begründet. Eine Ausnahme besteht nur bei erheblich geschwächter Abwehr mit dem Risiko für eine Endomykose. Keinesfalls können Symptome wie Heißhunger auf Zucker, Blähungen und andere Befindlichkeitsstörungen als Anzeichen einer „Darmmykose" gedeutet werden und eine Indikation für eine antimykotische Behandlung sein (Knoke 1996, Seebacher 1996). Bei der Bewertung von Sprosspilzbefunden in den Faeces muss unbedingt zwischen Kolonisation und Infektion unterschieden werden (Bernhardt 1996). Eine Darmmykose oder eine intestinale Candidose (Infektion) ist ein extrem seltenes Ereignis, das nur endoskopisch oder autoptisch diagnostiziert werden kann. In einigen wissenschaftlichen und in fast allen Laienpublikationen zum Thema *Candida*-Nachweis im Darm (hier handelt es sich ausnahmslos um die Kolonisation) werden diese Begriffe nicht sauber getrennt und stiften beim Leser Verwirrung, indem sie eine behandlungspflichtige Krankheit suggerieren.

3.1.1 Orale Candidose

Terminologie

Die orale Candidose wird auch als Candidosis mucosae oris oder Soor bezeichnet. *Candida*- und die Prothesenstomatitis, sofern von

Hefen verursacht, sind spezielle Erscheinungsformen der oralen Candidose. Dazu zählt auch der von *Candida spp.* verursachte Angulus infectiosus, auch Perlèche, Interlabialmykose oder Faulekke genannt.

Häufigkeit

Bei Säuglingen in den ersten zwei Lebensmonaten wurde *C. albicans* bei 22–24% der Untersuchten nachgewiesen, wovon 95% dieser Kinder auch klinische Symptome eines Mundsoors und/oder eine Candidose des Windelbereiches aufwiesen (Blaschke-Hellmessen 1998). Bei älteren oder abwehrgeschwächten Patienten gilt der klinisch manifeste Soor als ein bedrohliches Zeichen. Bei HIV-Infizierten ist die orale Candidose die häufigste opportunistische Infektion. Ein quantitativ stärkeres Pilzvorkommen, zunächst ohne klinische Symptome, wird beispielsweise bei Trägern von abnehmbarem Zahnersatz, bei Karies, im fortgeschrittenen Lebensalter, aber auch bei verschiedenen schwerwiegenden Grundkrankheiten beobachtet.

Klinik

Bei der **akuten pseudomembranösen Form**, die typischerweise als Soor im frühen Säuglingsalter klinisch in Erscheinung tritt, finden sich fleck- bis stippchenförmige, abstreifbare, weißliche Beläge auf gerötetem Grund (Abb. 3.1). Im Säuglingsalter kann die Nahrungsaufnahme erschwert sein, erwachsene Patienten mit einem Mundsoor klagen über brennende Schmerzen und Trockenheit im Mund. Soorbeläge bei Erwachsenen haften fester und lassen sich schwer abziehen. In Extremfällen sind ausgedehnte dicke Membranen bis zum Pharynx und darüber hinaus möglich.

Die **chronische atrophische Candidose** verläuft in Schüben, befallen ist überwiegend die Zunge, die einen lackroten Farbton annimmt und deren Papillen verstrichen sind. Bei Trägern von Zahnprothesen findet sich an den Kontaktstellen, meist am Gaumen, ein Erythem. Die **Interlabialcandidose** (Perlèche oder Angulus infectiosus) entsteht durch Veränderungen der Mundarchitektur, vor allem bei schlecht angepasstem Zahnersatz. Durch das Einsinken der Unterlippe bilden sich in den Mundwinkeln Hautduplikaturen, die

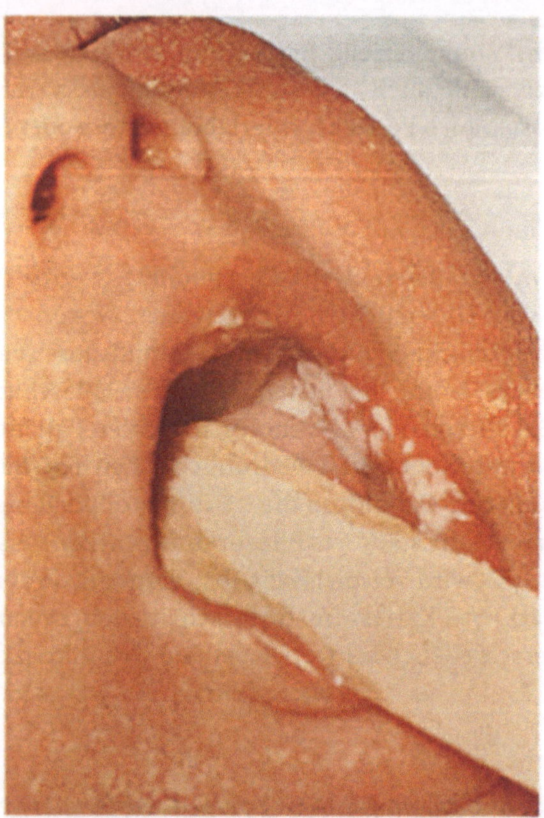

Abb. 3.1. Orale Candidose. Erreger *C. albicans*. Mundsoor bei einem vierwöchigen Säugling.

Bedingungen einer feuchten Kammer schaffen und die Vermehrung von Hefen begünstigen. Neben einer Entzündung, oft mit weißlichen Belägen, können bei längerem Fortbestehen Granulome entstehen.

Bei AIDS-Patienten sind ulzeröse Veränderungen als Folge der Candida-Stomatitis häufiger anzutreffen, der *Candida*-Befall des Oropharynx ist fast obligat. Unter dem Einfluss moderner HIV-Protease-Inhibitoren ist ein Wechsel im Erscheinungsbild von der pseudomembranösen zur persistierenden erythematösen oralen Candidose zu beobachten (Hoegl et al. 1998).

Differentialdiagnosen

Von der Candidose sind Stomatitiden anderer Ursachen, die schwarze Haarzunge (keine Mykose), der Lichen ruber der Mundschleimhaut, Mundschleimhautläsionen bei beginnendem Pemphigus, die Leukoplakie sowie Stomatitiden und Anginen unterschiedlicher Ätiologie (einschließlich der Angina Plaut-Vincenti) abzugrenzen.

Mykologische Diagnostik

Gezielt vorgenommene Abstriche aus verschiedenen Regionen der Mundhöhle (Vestibulum oris, Zähne, Gingiva, Zunge, Gaumen) und abgezogene Beläge bieten die Möglichkeit einer Pilzdifferenzierung in der Kultur bzw. der mikroskopischen Untersuchung eines Quetschpräparates. Für semiquantitative Untersuchungen eignet sich Rachengurgelwasser: mit 10 ml sterilem Wasser wird eine Minute gegurgelt und das Wasser in ein sterilisiertes Weithalsgefäß mit Verschluss gespien. Danach erfolgt mittels Tropfplattenmethode der kulturelle quantitative Nachweis von Hefen. Die Verdünnung des Untersuchungsmaterials erfolgt in Zehnerschritten, das Ergebnis wird als koloniebildende Einheiten (KBE) pro ml oder gerrechnet und mitgeteilt.

Therapie

Als erste Maßnahme sind Pinselungen der Mundhöhle mit Nystatin- oder Amphotericin B Suspensionen bzw. die lokale Anwendung von Azolpräparaten, wie z. B. 2%iges Miconazol-Gel, zu empfehlen. Bei Risikopatienten ist die systemische Behandlung mit Fluconazol (50–100 mg/die) oder Itraconazol (200 mg/die) indiziert. Die Dauer der Behandlung richtet sich nach der Schwere der Grundkrankheit und den klinischen Symptomen. Bei der chronischen atrophischen oralen Candidose von Zahnprothesenträgern werden einmal täglich 50 mg Fluconazol für 7–14 Tage empfohlen. Eine Mitbehandlung des Intestinums mit einem Polyenantimykotikum kann bei diesen Patienten indiziert sein. Folgende Dosierungen werden für Nystatin angegeben: Risikoneugeborene 3×150000 IE/die, Säuglinge 3×250000 IE, Erwachsene 3× täglich 0,5–1,0 Mega IE. Polyenantimykotika werden aus dem Magendarmtrakt praktisch nicht resorbiert, so dass eine systemische antimykotische Wirkung nicht eintreten kann. Nystatin hat einen extrem bitteren Geschmack, so dass das Lutschen von Nystatindragees unzumutbar ist. Nystatinpräparate zur topischen Behandlung des Cavum oris müssen geschmackskorrigiert sein. Bei Patienten mit Prothesenstomatitis ist daneben auf gute Mund- und Prothesenhygiene zu achten.

3.1.2 Candidosis genito-glutealis infantum

Definition
Die Candidosis genito-glutealis infantum ist eine primäre Candidose der Genital- und/oder Glutealregion junger Säuglinge.

Erreger
Erreger ist überwiegend (ca. 98%) *C. albicans.*

Terminologie
Windeldermatitis ist der Oberbegriff ohne Hinweis auf die Ätiologie, die häufigste Ursache ist jedoch *C. albicans*. Windelsoor ist eine überholte Bezeichnung für die Candidosis genito-glutealis, synonym wird Erythema mycoticum infantile verwendet.

Ätiologie und Häufigkeit
Gelangt *C. albicans* mit dem Stuhl auf die Haut der Perianalregion und ist der Säugling mit einem impermeablen Windelhöschen versehen, kann sich der Pilz unter den Bedingungen der feuchten Kammer innerhalb weniger Stunden vermehren und eine primäre Mykose der Haut hervorrufen. Eine Vorschädigung der Haut ist hierzu nicht Voraussetzung, wie fälschlicherweise oft behauptet wird. Das Immunsystem des Neugeborenen und junger Säuglinge im ersten Trimenon ist noch nicht ausreichend geprägt, so dass die natürlichen Abwehrfunktionen gegen Hefen noch nicht voll wirksam sind. Von 400 im häuslichen Milieu aufgewachsenen Säuglingen, die prospektiv und fortlaufend auf Hefebesiedelung untersucht wurden, erweisen sich 31,5% mit *C. albicans* besiedelt. Davon

hatten 69% klinische Krankheitszeichen an der Haut und/oder der Mundschleimhaut. Von 93 Säuglingen mit *C. albicans*-Nachweis im **ersten Trimenon** waren 91,4% erkrankt, von 40 candidabesiedelten jenseits des ersten Trimenons dagegen nur noch 23%.

Hervorzuheben ist, dass bei diesen Untersuchungen der *C. albicans*-Nachweis stets bereits 1–3 Wochen **vor** dem Auftreten klinisch manifester Krankheitszeichen gelang (Blaschke-Hellmessen 1969). Diese und weitere Untersuchungen belegen überzeugend, dass *C. albicans* für junge Säuglinge obligat pathogen ist. Die oft behauptete Spekulation über die „sekundäre Besiedelung" vorbestehender Hautveränderungen ist hiermit eindeutig widerlegt. Ob aus einer Besiedelung der Genitoanalregion eine klinisch manifeste Infektion der Haut wird, hängt von der Keimdichte ab und diese wird von der Dauer, die die feuchte Kammer (Stuhlwindel unter impermeablem Abschluss) auf die Haut einwirkt, beeinflusst. Im Zeitalter der Einmalwindeln mit guter Saugfähigkeit ist die Häufigkeit der Windeldermatitis und der Candidosis genito-glutealis deutlich rückläufig. Für die Zeit von 1982–89 errechneten Dolan et al. (1992) einen signifikanten Rückgang sowohl der Windeldermatitis von 2,07 auf 0,54 und der seborrhoischen Säuglingsdermatitis von 7,63 auf 2,27, jeweils bezogen auf 1000 Geburten. Dieser Rückgang korreliert signifikant mit dem steigenden Gebrauch von Einmalwindeln im Vereinigten Königreich von 18 auf 79% in dieser Periode.

Eine typische Dermatose bei Säuglingen im ersten Trimenon ist die **Dermatitis seborrhoides infantum** (D.s.i.) mit ihrer Maximalvariante, der **Erythrodermia desquamativa Leiner.** Die Pathogenese wird z. T. auch heute noch als ungeklärt angesehen. Ihr isoliertes Auftreten, ausschließlich in den ersten 3–4 Lebensmonaten, hängt mit der Funktion der Talgdrüsen zusammen. Unter dem Einfluss mütterlicher Sexualhormone sind die Größe und Funktion der Talgdrüsen in dieser Lebensperiode der bei Erwachsenen vergleichbar. Auffallend ist der häufige Nachweis von *C. albicans* bei diesen Säuglingen, allerdings nicht in den „seborrhoischen Hautläsionen" im Gesicht, auf dem behaarten Kopf und am Stamm, sondern im Mund, im Stuhl und perianal. Ein ursächlicher Zusammenhang zwischen der Candida-Infektion des Orointestinaltraktes bei jungen Säuglingen, und hier handelt es sich tatsächlich um eine Infektion, wie z. B.

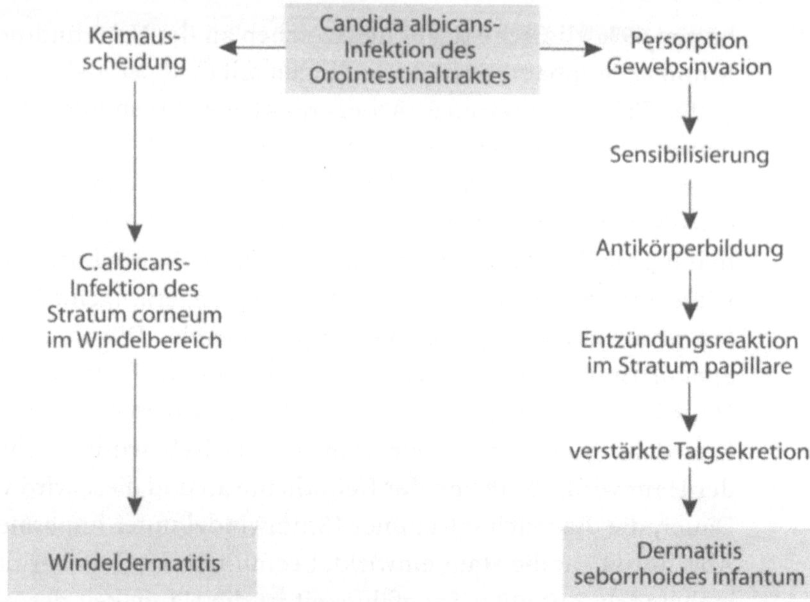

Abb. 3.2. Pathogenesekonzept der Windeldermatitis verursacht von *C. albicans* und der sogenannten Dermatitis seborrhoides infantum.

der Soor der Mundhöhle oder die begleitende Windeldermatitis zeigen, ist wahrscheinlich und in sich logisch, wenn man die seborrhoische Dermatitis als Candidid auffasst. Ein entsprechendes Pathogenesekonzept für die Candidosis genito-glutealis und der als **Candidid** gedeuteten sogenannten **Dermatitis seborrhoides infantum** zeigt Abbildung 3-2. Dieses Konzept basiert auf Untersuchungen von 200 Säuglingen, bei denen in 95% *C. albicans* im Orointestinaltrakt und/oder auf dem Windelbereich nachgewiesen worden sind. Der intrakutane Candidintest sowie der Lymphozytenstimulationstest mit Candidin als Antigen war in diesen Fällen überwiegend positiv (Seebacher 1981). Diese Hautveränderungen heilen unter alleiniger antimykotischer Behandlung innerhalb von 2–3 Wochen endgültig ab. In den letzten Jahren mehren sich Hinweise, dass Säuglinge mit einer Candidose der Haut im späteren Leben eine atopische Dermatitis entwickeln (Podmore et al. 1986).

Broberg und Faergemann (1989) sowie Ruiz-Maldonado et al. (1989) diskutieren die Rolle von *Malassezia furfur* (frühere Bezeichnung *Pityrosporum ovale*) als ursächlichen Erreger der Dermatitis seborrhoides infantum. Beide Arbeitsgruppen konnten *Malassezia furfur* bei Säuglingen mit seborrhoischer Dermatitis häufiger im Bereich des Kopfes und an anderen Körperstellen nachweisen als bei hautgesunden Kontrollen. In beiden Arbeiten wird betont, dass *C. albicans* nicht bzw. nur bei einzelnen wenigen Säuglingen gefunden wurde. Broberg et al. untersuchten nur die Stirn oder Temporalregion, und Ruiz-Maldonado et al. fanden bei 4 von 15 Säuglingen mit D.s.i. im Windelbereich *Candida spp.* Mundhöhle und Stuhl wurden von beiden Untersuchern offenbar nicht geprüft. Dass die seborrhoischen Hautveränderungen des behaarten Kopfes und des Gesichtes nur sehr selten mit *C. albicans* besiedelt sind, wurde schon von Seebacher (1981) festgestellt. Beide Arbeiten vermögen es nicht, überzeugend nachzuweisen, dass *Malassezia furfur* wirklich die Ursache für die Dermatitis seborrhoides infantum ist, da dieser Pilz auch bei gesunden Kindern, wenn auch etwas seltener, nachgewiesen wurde. Kommt es als Folge einer Entzündung zu einer verstärkten Talgabsonderung, findet *Malassezia furfur* die für seine Vermehrung erforderlichen Lipide. Unter diesem Blickwinkel ist es wahrscheinlicher, dass sich *Malassezia furfur* auf dem Boden des bereits manifesten seborrhoischen Ekzems sekundär vermehrt. Eine weitere Frage bleibt allerdings unbeantwortet: Welcher Erreger verursacht die Hautveränderungen an talgdrüsenarmen Hautregionen, z. B. bei der Erythrodermia desquamativa?

Klinik

Perianal und perigenital beginnt die Krankheit mit vesikulopustulösen Effloreszenzen, die sich rasch konfluierend über die gesamte Windelregion ausdehnen. Die Haut erscheint intensiv gerötet, oft lackartig glänzend. An den Rändern zeigt sich häufig ein feiner Schuppensaum mit münzgroßen Satellitenherden. Bei einem Teil der Säuglinge entwickeln sich im weiteren Verlauf der Krankheit am Stamm, im Mittelgesicht und auf dem behaarten Kopf, meist pilzfreie, ekzematoide bzw. psoriasiforme Hautveränderungen, die dem klinischen Bild der früher als Dermatitis seborrhoides infantum bezeichneten Säuglingsdermatose entsprechen (Abb. 3.3). Im Extremfall kommt es zur Ausbildung einer Erythrodermie, die

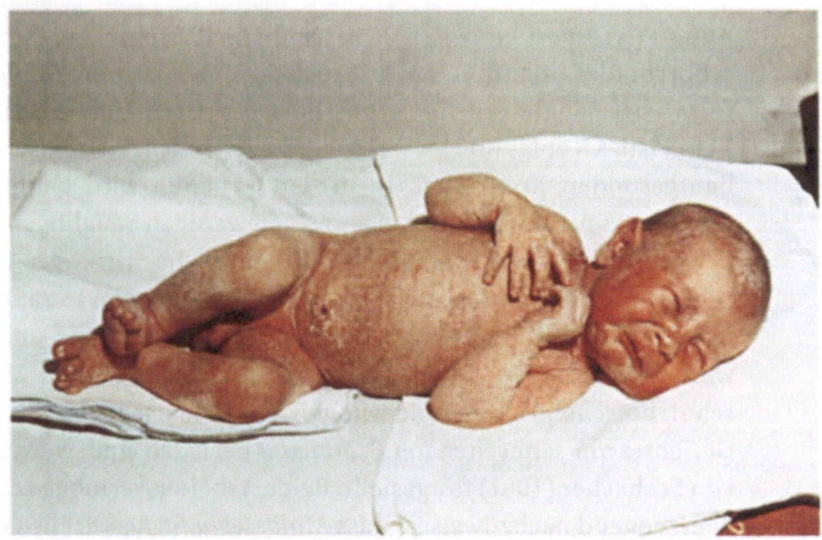

Abb. 3.3. Acht Wochen alter Säugling mit Windeldermatitis und seborrhoischer Dermatitis am Stamm, Mittelgesicht, an Armen und Beinen. Nachweis von *C. albicans* im Mund, Stuhl und Windelbereich.

früher als Erythrodermia desquamativa Leiner wegen ihrer hohen Letalität gefürchtet war, heute aber kaum noch beobachtet wird. Die D.s.i. kann auch ohne begleitende Windeldermatitis auftreten, in diesen Fällen haben wir immer vorher oder gleichzeitig einen manifesten Mundsoor beobachten können.

Verlauf und Prognose

Bei normal entwickelten Säuglingen heilt die Candidosis genitoglutealis folgenlos ab, in einigen Fällen zeigen sich später Zeichen der eigenständigen Atopie, die genetisch determiniert ist. Bei Früh- oder Mangelgeborenen ist die unbehandelte Candidose eine ernste Gefahr, die zu lebensbedohlichen Komplikationen führen kann.

Differentialdiagnosen

Von der Candidose sind die Windeldermatitis anderer Genese, die Psoriasis (extrem selten in diesem Alter) und das atopische Ekzem abzugrenzen.

Mykologische Diagnostik

In Schuppen von den Randzonen der Herde sind Sprosszellen und Hyphen nachweisbar. In die kulturelle Pilzuntersuchung sollten Abstriche von der Haut des Windelbereiches, vom Rektum und von der Mundhöhle einbezogen werden.

Therapie

Grundlage der Behandlung sind gute Hautpflege, häufiges Trokkenlegen und Weglassen impermeabler Windeln oder Windelhöschen. Zur topischen Behandlung eignen sich Nystatin, Natamycin und Azole in einer pastösen Grundlage, z. B. Oleum Zinci oxydati cum Nystatino SR und zusätzlich 3mal täglich 250000 E Nystatinsuspension oral für 10 Tage. Fettende Salbengrundlagen vom W/O-Typ werden oft nicht vertragen (Abdeckphänomen).

Ein sehr seltenes Ereignis ist die **intrauterine *Candida*-Infektion** des Neugeborenen. Durch instrumentelle Kontamination oder durch aufsteigende Infektion kann *C. albicans* in das Fruchtwasser gelangen und zu einer Infektion des Feten in utero führen. Klinisch zeigen sich post partum oder innerhalb der ersten 24 Std. milienähnliche bis glasstecknadelkopfgroße Pusteln auf gerötetem Grund über das gesamte Integument verteilt und häufig auch ein generalisiertes Exanthem. Die Diagnose wird durch den Pilznachweis mikroskopisch und kulturell gesichert, wobei der zeitliche Ablauf entscheidend ist. Eine unter der Geburt erfolgte *Candida*-Infektion manifestiert sich erst im Alter von 2–3 Wochen oder später. Die Aspiration von candidainfiziertem Fruchtwasser bedeutet für das Neugeborene eine akute Lebensgefahr. Die Therapie entspricht der der Candidosis genito-glutealis.

3.1.3 Candidosis intertriginosa

Definition

Die intertriginöse Candidose ist eine von *Candida*-Arten verursachte Entzündung der großen Hautfalten.

Erreger

Überwiegend werden *C. albicans* (95%), gefolgt von *C. tropicalis, C. parapsilosis, C. guilliermondii* isoliert.

Terminologie

Intertrigo ist ein klinischer Oberbegriff ohne Hinweis auf die Ätiologie, die Bezeichnung *Candida*-Intertrigo ist bei nachgewiesener Candida-Infektion zulässig, dagegen ist intertriginöses Ekzem nicht korrekt, da es sich um eine Mykose und nicht um ein Ekzem handelt.

Häufigkeit

Die Candidosis intertriginosa zählt zu den häufigen Pilzkrankheiten der Haut mit einem deutlichen Altersgipfel. Von 187 untersuchten Bewohnern von Pflegeheimen im Alter von 65–98 Jahren hatten 59=31% eine durch Pilzkultur gesicherte Candidose der Haut (Hauck 1981). Frauen sind öfter als Männer betroffen. Begünstigende Faktoren sind Diabetes mellitus und Adipositas. Oft ist die Candidosis intertriginosa das erste Zeichen eines noch unentdeckten Diabetes mellitus. Unter 45847 analysierten Pilzuntersuchungen mykologischer Laboratorien der DDR der Jahre 1970–1973, stammten 8,78% von der Inguinalregion, 2,07% von submammär und 0,52% von Bauchfalten. Von diesen 5212 Untersuchungsproben wurden 1422mal (=27,28%) *C. albicans* und 338mal (=6,49%) andere Sprosspilze isoliert. Zum Vergleich: Der Anteil isolierter Dermatophyten von diesen Lokalisationen betrug 16,16%.

Klinik

Die Krankheit beginnt mit einer Rhagade in der Tiefe einer Hautfalte. Im weiteren Verlauf bildet sich eine entzündlich gerötete Erosion, welche die Fläche einnimmt, wo Haut auf Haut liegt und so Bedingungen einer feuchten Kammer bestehen. Der Rand zur gesunden Haut wird von einem feinlamellösen Schuppensaum gebildet, in der näheren Umgebung können sich schuppende, nummuläre Satelliten bilden. Im Anfangsstadium kann man hier oberflächliche schlaffe Bläschen sehen. In behaarten Bereichen ist gelegentlich auch eine Folliculitis candidosa superficialis zu beobachten. Die Candidosis intertriginosa befällt alle großen Hautfalten, in absteigender Häufigkeit die Inguinalfalten, die Rima ani, die Submammär- und Bauchfalten, daneben aber auch die Axillen. Bei paarig angelegten Falten kann sie ein- oder beiderseitig in Erscheinung treten.

Verlauf und Prognose

Der Verlauf der Krankheit kann akut oder chronisch sein. Entscheidend ist es, die Krankheit begünstigenden Faktoren auszuschalten. Eine gezielte Behandlung führt meist zu Heilung der Dermatose, Rezidive sind aber nicht auszuschließen.

Differentialdiagnosen

Von der Candidose sind abzugrenzen: Tinea inguinalis, mechanische und bakterielle Mazerationen der Haut, intertriginös lokalisierte Ekzeme (in den Axillen z. B. allergische Reaktionen nach Anwendung von Desodoranten), Erythrasma, Psoriasis vulgaris.

Mykologische Diagnostik

Im Nativpräparat von Schuppen sind neben Sporen fast immer auch Hyphen nachweisbar, die eine Zuordnung zur Dermatophytose nicht erlauben, aber häufig zu Fehlinterpretationen dieses Befundes führen. Die kulturelle Diagnostik mit anschließender Erregerdifferenzierung ist erforderlich. Semiquantitative Angaben über die Menge gewachsener Sprosspilzkolonien sind zur Beurteilung der Ätiologie wünschenswert, vor allem dann, wenn andere Hefen als *C. albicans* nachgewiesen wurden.

Therapie

Die Candidosis intertriginosa wird vorwiegend topisch behandelt, z. B. mit nystatinhaltigen Dermatika (Oleum Zinci oxydati cum Nystatino SR), Natamycinpaste oder Azolantimykotika. Zum Austrocknen der Herde sollten in die Hautduplikaturen Mulllagen eingebracht werden. Die zusätzliche orale Gabe von Polyenantimykotika ist bei diesen Personen indiziert. In jedem Fall ist das meist vorhandene Grundleiden zu behandeln. Bei bettlägerigen Patienten, z. B. in Pflegeheimen, hat die tägliche Hautpflege einen hohen prophylaktischen Stellenwert.

3.1.4 Candidosis interdigitalis

Definition

Bei dieser Mykose handelt es sich um eine Candida-Infektion der Interdigitalräume an Händen und Füßen.

Erreger

Als Hauptverursacher werden *C. albicans, C. parapsilosis, C. guilliermondii,* u. a. gefunden.

Terminologie

Erosio interdigitalis candidosa (die frühere Bezeichnung „blastomatosa" ist obsolet) und interdigitale Intertrigo werden synonym angewendet.

Häufigkeit

Von 17359 Untersuchungsproben aus Zehenzwischenräumen in den Jahren 1970–1973 aller mykologischer Laboratorien der DDR (Seebacher und Blaschke-Hellmessen 1976) wurden in 9429 (54,3%) Proben Pilze nachgewiesen. 69,8% entfielen auf Dermatophyten, 21,5% auf Hefen ohne *C. albicans* und nur 8,7% auf *C. albicans*. Für die Ätiologie der Interdigitalmykose der Füße spielt *C. albicans* eher eine untergeordnete Rolle. Aus 5295 Proben von Fingern und Fingerzwischenräumen war die Pilzkultur 1698mal (100%) positiv, davon wurden 489mal=28,8% *C. albicans* und 725mal=42,7% andere Hefen, mit deutlichem Überwiegen von *C. parapsilosis,* isoliert. Die Candidosis interdigitalis der Hände ist eine typische Hausfrauenmykose. Sie wird durch ständigen Wasserkontakt begünstigt und in der Gastronomie sowie bei Köchen und Beschäftigten in der Obst und Zucker verarbeitenden Industrie gehäuft beobachtet. Die Anerkennung als Berufskrankheit ist in bestimmten Fällen möglich, wobei der Gesetzgeber durch den zitierten Wortlaut die Anerkennung nur einem engen Personenkreis

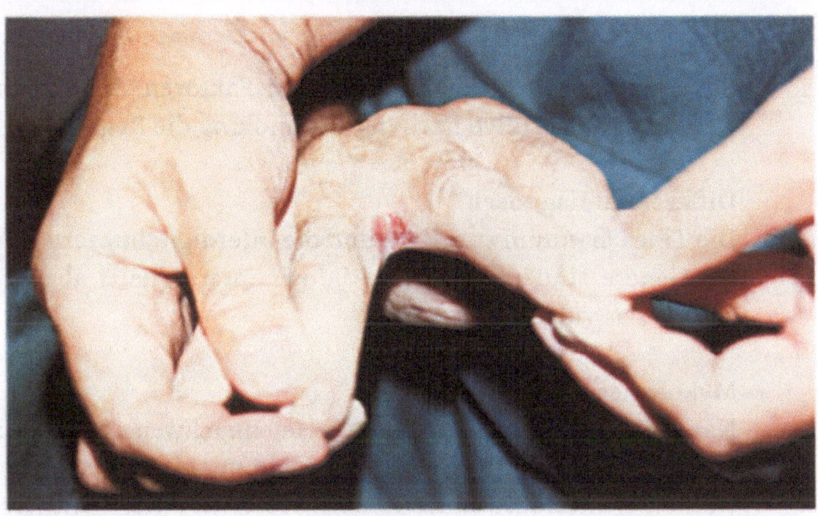

Abb. 3.4. Candidosis interdigitalis. Erreger *C. albicans*. Im 3. Fingerzwischenraum.

ermöglicht. Die BK-Nr. 3101 beinhaltet „Infektionskrankheiten, wenn der Versicherte im Gesundheitsdienst, in der Wohlfahrtspflege oder in einem Laboratorium tätig oder durch eine andere Tätigkeit der Infektionsgefahr in ähnlichem Maße besonders ausgesetzt war".

Klinik

Die Candidosis interdigitalis beginnt mit kleinen Bläschen, die schnell platzen und einer erosiven Rötung im Faltengrund weichen (Abb. 3.4). Der Rand wird von einem mazerierten weißlichen Schuppensaum geprägt. Nicht selten bestehen schmerzhafte Rhagaden. Bevorzugt betroffen ist der 3. Interdigitalraum, überwiegend nur einer Hand. Eine Ausdehnung der Infektion auf weitere Interdigitalräume oder auf die Seitenflächen der begrenzenden Finger ist möglich.

An den Füßen sind der 4. Interdigitalraum und gewöhnlich auch die Subdigitalfalte die Vorzugslokalisationen. Die klinischen Erscheinungen sind analog denen an den Händen, bei stärkerer Mazeration entsprechen sie denen der Tinea pedis. Begünstigend wirken Hyperhidrosis, das Tragen von Gummistiefeln oder häufiger Aufenthalt im Wasser (Schwimmen).

Verlauf und Prognose

Bei Fortbestehen der begünstigenden Faktoren sind chronischer Verlauf bzw. Rezidive nach der Behandlung die Regel.

Differentialdiagnosen

Die Tinea manuum et pedum und die Interdigitalmazeration anderer Genese sind von der Candidosis interdigitalis abzugrenzen, ebenso das vulgäre Ekzem.

Mykologische Diagnostik

Nativpräparat und der kulturelle Hefennachweis sichern die Diagnose. Neben Schuppen sollte auch ein mit einem angefeuchteten sterilen Watteträger entnommener Abstrich untersucht werden.

Therapie

Die wichtigste therapeutische Maßnahme ist die Ausschaltung der auslösenden Noxen. Zur Lokalbehandlung eignen sich Polyene, Azolantimykotika und Ciclopiroxolamin.

3.1.5 Paronychia candidosa

Definition

Die Paronychia candidosa ist eine durch Hefen verursachte chronische Krankheit des Nagelwalls eines oder mehrerer Finger, mit nachfolgenden Veränderungen an den Nägeln.

Erreger

Erreger sind in erster Linie *C. albicans, C. parapsilosis* und andere *Candida*-Arten.

Terminologie

Gängige Bezeichnungen für diese Mykose sind Candidose des Perionychiums und des Nagels, *Candida*-Paronychie oder auch Paronychia et Onychia candidomycetica.

Häufigkeit

Unter den schon zuvor aufgeführten 45847 Untersuchungsproben stammten 459=1,0% Materialien vom Fingernagelwall. Davon wurden 34,2% *C. albicans* und in 13,4% andere Sprosspilze isoliert. Aus den insgesamt 9542 untersuchten Fingernägeln waren in 7,9% *C. albicans* und in 16,8% andere Hefen nachgewiesen worden (in 28,7% Dermatophyten). Bezüglich der *C. albicans*-Nachweisquote von Fingernägeln und Nagelwällen betrug das Verhältnis Männer zu Frauen 1:5. Häufiger Kontakt mit Wasser begünstigt nämlich auch diese Krankheit. Bei medizinischem Personal kann sie gegebenenfalls als Berufskrankheit nach BK-Ziffer 3101 (s. o.) anerkannt werden.

Klinik

Die Krankheit beginnt gewöhnlich mit einer zunächst leichten Entzündung des proximalen, seltener des lateralen Nagelfalzes (Abb. 3.5). Danach schwillt der Nagelwall an und es entwickelt sich eine mit Spannungsgefühl oder Schmerzen einhergehende Entzün-

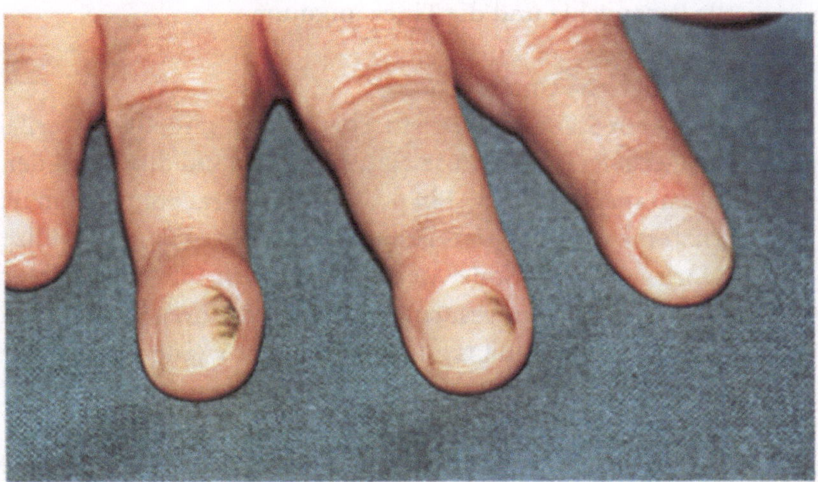

Abb. 3.5. Paronychia candidosa. Erreger *C. albicans*. Schwellung der Nagelwälle der Finger 2-4, Querrillenbildung im lateralen Anteil der Nagelplatte mit dunkler Verfärbung.

dung. Der Nagelwall ist partiell oder total gerötet und schuppt leicht. Auf Druck entleert sich im akuten Stadium ein Tropfen serös-eitriges Sekret. Nach wenigen Wochen wird auch die Nagelplatte angegriffen. Es bilden sich am lateralen Rand Querrillen und Grübchen, Hornauflagerungen und gewöhnlich eine gelbgrünliche Verfärbung. Bei weiterem Bestand kann die Nagelplatte zerstört werden und sich vom Nagelbett lösen. Die totale dystrophische Onychia candidosa wird vor allem bei Patienten mit einer chronisch mukokutanen Candidose beobachtet, aber auch bei solchen mit einer HIV-Infektion. Nur selten tritt eine primäre Candidosis unguium ohne Paronychie auf, sie ist dann klinisch von der Tinea unguium kaum zu unterscheiden.

Verlauf und Prognose
Die Krankheit ist außerordentlich chronisch und kann erhebliche therapeutische Probleme verursachen.

Differentialdiagnosen
Differentialdiagnosen sind das bakterielle Panaritium, die bakterielle Paronychie und die Tinea unguium.

Mykologische Untersuchung
Im akuten Stadium wird ein Eitertropfen mit einem sterilen Watteträger oder der Impföse aufgenommen und direkt auf den Nährboden ausgestrichen. Ein Abstrichpräparat, mit einem Fluoreszenzfarbstoff oder der Gramfärbung versehen, lässt Pilze meist sofort erkennen. Sonst werden Schuppen und Nagelmaterial zur mykologischen Untersuchung geben. Die durch Kultur nachgewiesenen Pilze müssen bis zur Art bestimmt werden.

Therapie
Die alleinige Lokalbehandlung mit hefewirksamen Antimykotika führt nur selten zum Ziel, da der Wirkstoff den Ort der Infektion praktisch nicht erreichen kann. Früher war die chirurgische Nagelextraktion mit anschließender konsequenter langer Lokaltherapie der einzige Weg zur Heilung. Mit Ketoconazol war erstmals ein systemisch wirksames Mittel verfügbar. Als Mittel der Wahl ist

heute Fluconazol anzusehen. Die Dosierung beträgt 50 mg/die bis zur Heilung, die meist in 3 Monaten erreicht ist (Amichai und Shiri 1999). Auch Itraconazol, oral gegeben, hat sich als wirksam erwiesen. Unabhängig von der Behandlung kann die Heilung beschleunigt werden, wenn die Patienten den täglichen Kontakt der Hände mit Feuchtigkeit auf ein Minimum beschränken. Gegebenenfalls sollte eine längere Arbeitsunfähigkeit bescheinigt werden. Besteht eine Mischinfektion, z. B. mit Pseudomonas aeruginosa, erkennbar an einer grünlichen Verfärbung von Teilen der Nagelplatte, ist eine antibakterielle Zusatzbehandlung, möglichst nach Resistenzbestimmung, erforderlich.

3.1.6 Genitalcandidose

Definition
Die Candidose des Genitale ist bei der Frau eine Candida-Infektion der Vulva und/oder Vagina, gegebenenfalls unter Beteiligung der Urethra. Beim Manne handelt es sich um eine Infektion der Glans penis, des Sulcus coronarius, des inneren Präputialblattes und häufig auch der Urethra.

Erreger
C. albicans ist der Haupterreger (78,1%), gefolgt von *C. glabrata* (früher *Torulopsis glabrata*) (9,2%) , *C. krusei* (1,4%), *C. parapsilosis* (1,3%), *C. tropicalis* (0,8%) und. *C. kefyr* (früher *C. pseudotropicalis*) (0,2%). Die Häufigkeitsangaben stammen aus der Wuppertaler Frauenklinik (Mendling 1995).

Terminologie
Gängige Bezeichnungen für die unterschiedlichen Erscheinungsformen der Genitalcandidose sind: Vulvovaginitis candidosa, Vaginalsoor (veralteter Begriff) *Candida*-Kolpitis, *Candida*-Urethritis, Balanoposthitis candidosa.

Häufigkeit

Die Angaben zum Hefenachweis, insbesondere *C. albicans*, in der Vagina bei Frauen zwischen dem 20. und 45. Lebensjahr schwanken, je nach Untersuchungsmethode (Kultur, zytologischer Abstrich), zwischen 3 und 13%. Mit der Dauer der Einnahme hormonaler Kontrazeptiva erhöhen sich diese Werte auf bis zu 20%. Schwangere ante partum haben nach internationalen Statistiken in einer Größenordnung zwischen 10 und 37% Hefen in der Vagina. Mendling (1995) gibt die Kolonisation der Vagina mit Sprosspilzen wie folgt an: Kinder 3–5%, gesunde, nicht schwangere prämenopausale Frauen 10%, Schwangere 30% und gesunde menopausale Frauen 5–10%. Bei der Bewertung der Befunde von Pilzkulturen sind die isolierte Hefeart und die Quantität angewachsener Pilzkolonien auf dem festen Kulturmedium zu berücksichtigen. Vom Darm oder von der Mundhöhle ausgehend, ist eine Hefekolonisation möglich. Die Hefen werden entweder eliminiert oder sie führen zur Besiedelung der Scheide. Diese Kolonisation ist meistens symptomlos und bedarf keiner Behandlung. Erst die ***Candida*-Infektion** verursacht subjektive Beschwerden, wie Ausfluss und Juckreiz. Hormonale Kontrazeptiva und Schwangerschaft beweisen einen Einfluss von Hormonen auf die genitale Hefeinfektion. Weitere disponierende Faktoren sind alle iatrogenen oder krankheitsbedingten Zustände, die zu einer immunologischen Abwehrschwäche führen. Die Balanoposthitis candidosa wird überzufällig häufig bei Patienten mit Diabetes mellitus gefunden.

Häufigkeitsangaben über die genitale Hefeinfektion von Männern liegen nicht vor. Hier können nur die Zahlen der DDR-Statistik einen ungefähren Einblick geben. 6,0% aller Untersuchungsmaterialien von Männern betrafen Genitalerkrankungen. Aus 1314 Proben wurden 366mal *C. albicans* (27,9%) und 107mal=8,1% andere Hefen kulturell nachgewiesen.

Klinik

Die ersten Symptome der **Vulvovaginitis candidosa** sind Juckreiz, Brennen und verstärkter weißer bis gelblicher, visköser oder käsiger Fluor. Die großen und kleinen Labien einschließlich der Klitoris sind gerötet und ödematös geschwollen. Oft zeigen sich weißliche

Beläge. Analoge Veränderungen sind auch in der Vagina sichtbar. Die Zervix uteri kann oberflächliche Erosionen aufweisen. Diese entzündlichen Veränderungen verursachen erhebliche Beschwerden bei der Kohabitation und können bei längerem Bestand zu Neurosen und damit zu Störungen der Partnerschaftsbeziehungen führen.

Die Candidose der Vulva wird von Grimmer (zit. nach Mendling 1995) aus dermatologischer Sicht wie folgt eingeteilt:

1. Die vesikulöse Form mit einzelnen Bläschen und Pusteln und später einem feinen Schuppensaum.
2. Die diffus-ekzematoide Form mit Schwellung und Rötung der Vulva.
3. Die follikuläre Form mit Pusteln und Papeln der Schamhaarfollikel.
4. Das Candidagranulom, eine sehr seltene Form einer kutanen granulierenden Entzündung, die immer mit einem Immundefekt assoziiert ist.

Nach Schweregraden eingeteilt, verursacht die **leichte Vaginalcandidose** (meist prämenstruell) Juckreiz, evtl. Brennen und unspezifischen Fluor. Die Pilzkultur ist positiv, klinisch besteht keine Kolpitis. Die **mittelschwere Vaginalcandidose** verursacht Juckreiz, Brennen und evtl. unspezifischen Fluor. Klinisch bestehen Entzündungszeichen im Sinne einer Kolpitis papillaris. Die **schwere Vaginalcandidose** führt zu einer starken Entzündung, Fluor und kann mit einer nekrotisierenden Kolpitis einhergehen (Mendling 1995).

Bei einer ***Candida*-Balanitis und Balanoposthitis** zeigen sich auf der Glans penis oder im Sulcus coronarius initial Bläschen und Pusteln, die rasch platzen, konfluieren und eine flächenhafte entzündliche, gerötete Erosion hinterlassen. Die Veränderungen befallen meist auch das innere Vorhautblatt (Posthitis). Bei enger Vorhaut besteht die Gefahr der Paraphimose, die chronische Balanoposthitis hat fast regelmäßig eine Phimose zur Folge. Die *Candida*-Balanoposthitis ist nicht selten erstes klinisches Zeichen eines noch nicht erkannten Diabetes mellitus.

Verlauf und Prognose

Solange disponierende Faktoren weiter bestehen, ist der Verlauf der unbehandelten Genitalcandidose oft chronisch rezidivierend.

Differentialdiagnosen

Von der Vulvovaginalcandidose müssen andere Infektionen des weiblichen Genitale, wie z. B. die bakterielle Vaginose, die bakterielle Vaginitis sowie die Vulvovaginitis mit Nachweis von A-Streptokokken abgegrenzt werden. Weiter sind Infektionen mit Trichomonaden, Chlamydien, aber auch die Gonorrhoe und der Herpes genitalis differentialdiagnostisch zu unterscheiden. Das Vulvaekzem kann durch Kontaktallergene, wie z. B. Konservierungsstoffe oder Desinfektionsmittel, hervorgerufen werden.

Bei der Balanoposthitis sind in die differentialdiagnostischen Erwägungen die Balanitis plasmacellularis Zoon und die Erythroplasie Queyrat mit einzubeziehen.

Mykologische Diagnostik

Scheidensekret wird auf einen Objektträger aufgebracht und mit einem Tropfen Kochsalzlösung vermischt. Im Nativ- und gefärbten Präparat sind Sprosszellen und Pseudomyzelien zu sehen, die die Diagnose bereits sichern. Zur Anzucht des Erregers werden Abstriche von Vaginalsekret oder vom Penis auf den Nährboden ausgestrichen. Vom Penis kann eine Abklatschkultur, indem die Eichel direkt auf dem festen Nährboden abgerollt wird, angefertigt werden. Auf diese Weise ist eine semiquantitative Bestimmung möglich. Die Artdifferenzierung gewachsener Hefepilze ist dringend erforderlich, da bei geplantem Einsatz von Fluconazol resistente (*C. krusei*) bzw. wenig empfindliche Stämme (*C. glabrata*) ausgeschlossen werden müssen.

Therapie

Die Vaginalcandidose wird primär lokal behandelt. Hierfür sind Zubereitungen mit Polyenantimykotika (Nystatin, Amphotericin B, Natamycin), Imidazole und Ciclopiroxolamin zur vaginalen Anwendung im Handel. Die Vaginaltabletten oder Ovula sind an einem, an drei bzw. sechs aufeinander folgenden Tagen (in Abhängigkeit vom Präparat) tief in die Scheide einzuführen. Bei Entzündungen der Vulva sollte eine antimykotische Salbe mehrmals täglich aufgestrichen werden. Führt die alleinige Lokalbehandlung nicht zum gewünschten Erfolg und sind die ursächlichen Sprosspilze im Scheidensekret durch Pilzkultur wiederholt nachgewiesen worden, wird eine systemische Behandlung mit einem Azolantimykotikum empfohlen. In Frage kommen Fluconazol (1×150 mg), Itraconazol (innerhalb von 24 Std. 2×200 mg) und evtl. Ketoconazol (2×200 mg) für 5–10 Tage.

Partnerbehandlung
Während bislang die gleichzeitige Partnerbehandlung gefordert wurde, haben plazebokontrollierte Doppelblindstudien ergeben, dass die lokale Partnertherapie keine wesentliche Verbesserung der Heilungsrate bringt (Sobel 1993). Bei nachgewiesener Candida-Besiedlung der Faeces ist eine Darmbehandlung mit einem Polyenantimykotikum nur sinnvoll, wenn die Zahl der Candida-Zellen im Stuhl 10^4 KBE/g Stuhl deutlich übersteigt oder wenn eine erhebliche Störung der Immunabwehr vorliegt bzw. zu erwarten ist. Eine sog. „Darmsanierung“ im Sinne einer Pilzeradikation ist weder möglich noch notwendig. Bei Fortbestehen subjektiver Beschwerden und ggf. auch objektiver Entzündungszeichen, ohne dass Hefen in der Vagina nachgewiesen werden können, muss die Diagnose Vaginalcandidose kritisch hinterfragt werden. In diesen Fällen ist es nicht hilfreich, weiter Antimykotika zu verordnen. Allerdings ist auch nicht jeder Nachweis von einzelnen Hefekolonien im Scheidensekret der Beweis einer Vaginalcandidose. Die Vulvodynie z. B. kann ein Hinweis auf gestörte Partnerschaftsbeziehungen oder auch Anzeichen einer larvierten Depression sein, die nicht selten über lange Zeit erfolglos „antimykotisch“ behandelt wird. Hier sind andere therapeutische Maßnahmen notwendig.

Zur Behandlung der Balanoposthitis candidosa ist die zweimal tägliche lokale Anwendung eines Polyen- oder Azolantimykotikums die Therapie der Wahl. Bei bestehender Phimose sollte dem Patienten die Zirkumzision dringend empfohlen werden.

3.1.7 Chronische mukokutane Candidose

Die Chronische mukokutane Candidose (CMC) ist eine seltene Krankheit und eine Art Modellkrankheit für das Studium zellulärer Immunvorgänge.

Definition
Die CMC ist eine chronische, sehr therapieresistente Candidose der Schleimhaut, Haut und der Nägel, die z. T. mit Granulombildung einhergeht.

Erreger
Erreger ist überwiegend *C. albicans*, nur sehr selten werden andere Candida-Arten gefunden.

Pathogenese
Der CMC liegt grundsätzlich ein, wo auch immer lokalisierter Immundefekt zugrunde. Häufig sind es angeborene, überwiegend vererbbare Störungen, zunehmend aber auch erworbene oder iatrogene Defekte der körpereigenen Abwehr. Es gibt allerdings auch Formen, bei denen (noch?) keine definierte Störung der immunologischen Abwehr nachgewiesen werden konnte. Die Einteilung der CMC nach dem Muster immunologischer Störungen erscheint sinnvoll und auch für die Therapie hilfreich, ist aber z. Z. noch nicht befriedigend gelungen. Ein von Valdimarsson et al. (1973) vorgelegter Einteilungsversuch berücksichtigt die spezifische Lymphozytenstimulation mit Candidin und anderen Antigenen, die Hautreaktionen vom Spättyp auf Candidin und andere Antigene sowie den Makrophagen-Migration-inhibierenden Faktor (MIF). Durch Kombination erhält man 4 Reaktionsmuster. Weitere Störungen sind in der Funktion der Makro- und Mikrophagen (Djawari 1984), der chemotaktischen Aktivität der Leukozyten, im Komplementsystem, im Transferrin und in anderen Serumfaktoren aufgedeckt worden.

Die z. Z. noch gebräuchliche Klassifikation der CMC erfolgt nach Higgs und Wells (1974). Eine neuere Übersicht zur Pathogenese, Klinik und Therapie dieser Krankheit gibt Kirkpatrick (1992). Letztendlich werden die schon 1974 erkannten pathogenetischen Faktoren bestätigt, so dass die Einteilung nach Higgs und Wells auch heute noch Bestand hat:

1. **Chronische Candidose bei definierten Immundefektsyndromen**
   - Schweizer Typ der Agammaglobulinämie (x-chromosomal gebunden oder autosomal-rezessiv).
   - Hereditäre Thymusdysplasie (Nezelof-Allibone-Syndrom, autosomal-rezessiv)
   - Familiäre, infantile septische Granulomatose (X-chromosomal gebunden oder autosomal-rezessiv).
   - Di George-Syndrom (nicht genetisch, Entwicklungsstörung).
2. **CMC als beherrschende Krankheit**
   - Familiäre CMC (autosomal-rezessiv) mit Beginn in den ersten 10 Lebensjahren, chronische Candidose der Mundschleimhaut und der Nägel, keine Endokrinopathien.
   - Diffuse CMC (autosomal-rezessiv) Beginn in den ersten 5 Lebensjahren. Ausgedehnte Hautinfektion, teilweise mit Granulombildung, chronisch orale Candidose und Nagelcandidose. Neigung zu Infektionen der Atemwege und zu anderen Pilzinfektionen.
   - *Candida*-Endokrinopathie-Syndrom (autosomal-rezessiv), Beginn in den ersten 10 Lebensjahren. Orale und Nagelcandidose bei Hypoparathyreoidismus, Hypothyreose, Morbus Addison, Gonadenschäden.
   - CMC mit Spätmanifestation (nicht genetisch bedingt), Beginn nach dem 35. Lebensjahr, chronische orale Candidose, häufig mit latentem Eisenmangel assoziiert; keine einheitliche Erkrankung.

Klinik

Alle Formen sind durch eine mehr oder weniger starke *Candida*-Stomatitis charakterisiert, teils mit Soorbelägen, teils nur mit erheblichen entzündlichen Veränderungen, die in Pharynx und Ösophagus hineinreichen können. Die Zunge kann grobe Furchen aufweisen und deutlich vergrößert sein mit Impressionen der Zähne (Lingua geographica). Häufig besteht ein chronischer Angulus infectiosus mit Granulomen. Die Nägel, vor allem der Finger und teilweise der Zehen, sind brüchig bis total dystrophisch. Meist sind die Nagelveränderungen von einer chronischen Paronychie begleitet. Die bei verschiedenen Formen beschriebenen Hautveränderungen ähneln mehr einer Dermatophytose als einer Candidose. Die erkrankten Hautareale schuppen deutlich und zeigen z. T. erhabene Granulome unterschiedlicher Größe. Weiter finden sich Blepharitis, Intertrigo, Urethritis, Kolpitis und Darmstörungen.

Verlauf und Prognose

Die CMC verläuft hoffnungslos chronisch, die Therapie bringt oft nur temporäre Remissionen. Bei schweren immunologischen Störungen ist der letale Ausgang nicht immer vermeidbar.

Mykologische Untersuchung

Aus Schuppen und Abstrichen von Haut und Schleimhaut lässt sich *C. albicans* leicht isolieren. Doppelinfektionen von *C. albicans* und Dermatophyten sind möglich.

Histologische Untersuchung

Biopsien aus granulomatösen Hautveränderungen zeigen Hyper- und Parakeratosen oft erheblichen Ausmaßes. Mit der PAS-Färbung sind Hefezellen und Hyphen in den hyperkeratotischen Bereichen und in Follikelostien nachweisbar.

Immunologische Untersuchungen

Folgende Untersuchungen sollten nach Kirkpatrick (1992) bei Kindern durchgeführt werden: Differentialblutbild, Typisierung und quantitative Bestimmung der Lymphozytensubtypen. Lymphozytentransformationstest mit verschiedenen Mitogenen (PHA, Con A) und mit Candidin, Tetanusantigen und anderen Antigenen, Prüfung der verzögerten Kutanreaktion auf Recallantigene (Candidin, Tetanus-, Mumps-Antigen usw.). Weiter sollte die Lymphokinproduktion der mit Antigenen und Mitogenen stimulierten Lymphozyten geprüft werden sowie die Phagozytose und die intrazelluläre Abtötung von *C. albicans*.

Schließlich sind Antikörper gegen das Gewebe endokriner Drüsen zu suchen und die Funktion der endokrinen Drüsen zu prüfen.

Bei Erwachsenen mit CMC sind weiter die Serumimmunglobuline quantitativ und qualitativ, die Subklassen von IgG, die Antikörperspiegel gegen *C. albicans* und andere bakterielle Antigene sowie HIV-Antikörper zu bestimmen.

Therapie

Das therapeutische Ziel müsste die Beseitigung des Immundefektes sein, doch gelingt es nur selten, es zu erreichen. Die Rekonstruktion angeborener Immundefekte ist in manchen Fällen durch Knochenmarktransplantation gelungen. In einigen anderen Fällen brachte die Behandlung mit Transferfaktor Besserung oder zumindest temporäre Erscheinungsfreiheit. Eine antimykotische Lokalbehandlung ist überwiegend uneffektiv. Noch immer ist Ketoconazol das Mittel der Wahl, bei Kindern in Tagesdosen zwischen 1 und 8 mg/kg Körpergewicht über Monate bis zur klinischen und mykologisch gesicherten Heilung. Alternativ wird Fluconazol mit einer Tagesdosis von 50–100 mg zur Behandlung, aber auch zur Rezidivprophylaxe empfohlen. Die gute Wirkung von Ketoconazol führt Djawari (1984) auf den Synergismus von Ketoconazol und der Granulozytenfunktion zurück. Experimentell konnte nachgewiesen werden, dass Ketoconazol in subinhibitorischen Konzentrationen die Phagozytose von *C. albicans* durch Granulozyten deutlich erhöht.

Die besten Langzeitergebnisse bei der Behandlung der CMC hat Kirkpatrick (1992) mit der Initialbehandlung mit einem systemischen Antimykotikum (Amphotericin B, Ketoconazol, Fluconazol, Itraconazol) bis zur Induktion einer Remission und der dann folgenden zusätzlichen Gabe eines candidaspezifischen Transferfaktors erreicht. Mit diesem Protokoll konnten 13 von 18 Patienten in eine 12–18jährige Remission gebracht werden. Der in Deutschland registrierte Transferfaktor (LeukoNorm, CytoChemia® Trokkensubstanz) enthält in einer Injektionsflasche mit 90–120 mg Trockensubstanz das Leukozyten-Ultrafiltrat (5 E) von ca. 5×10^9 humanen Leukozyten des peripheren Blutes.

3.1.8 Folliculitis barbae candidomycetica

Klinik

Eine sehr seltene, ebenfalls tiefere Hautschichten betreffende Candidainfektion ist die *Candida*folliculitis. Hefezellen und Myzelien dringen in den Haarfollikel ein und führen dort zu einer Folliculitis et Perifolliculitis, z. T. mit exsudativer Note. Vorzugslokalisation ist die Bartregion des Mannes. Die Folliculitis barbae candidomycetica soll nach Meinhof et al. (1970) an bestimmte prädisponierende Faktoren gebunden sein. In späteren Mitteilungen der Literatur konnten diese aber oft nicht nachgewiesen werden (Kick und Korting 1998, Süß et al. 1999).

Differentialdiagnose

Differentialdiagnostisch ist diese Form der Candidose von bakteriellen Infektionen abzugrenzen, ebenso von einer Tinea barbae profunda.

Therapie

Zur Behandlung eignet sich Fluconazol (50–100 mg/die für 4 Wochen) oder Itraconazol 100 mg/die für 2–3 Wochen). Meist heilt die Erscheinung folgenlos ab.

3.2 Pityriasis versicolor

Definition

Die Pityriasis versicolor ist eine oberflächliche, nur das Stratum corneum betreffende, nicht entzündliche Mykose der Haut.

Erreger

Erreger ist *Malassezia furfur*. Nach Kreger-van Rij (1984) sind *Pityrosporum orbiculare* und *P. ovale* Synonyme von *Malassezia furfur*.

Terminologie

Die Bezeichnung Tinea versicolor entspricht nicht der ISHAM-Nomenklatur, da Tinea für die Dermatophytosen reserviert ist. Volkstümlich wird der Ausdruck Kleieflechte verwendet.

Häufigkeit

Die Krankheit ist weltweit verbreitet und kann in tropischen Ländern bis zu 50% der Bevölkerung befallen. In Mitteleuropa beträgt ihr Anteil 0,54% aller Dermatosen. Sie betrifft bevorzugt leicht schwitzende Personen. Eine direkte oder indirekte Übertragung von Mensch zu Mensch ist möglich.

Klinik

Vorzugsweise an der oberen Thoraxpartie (talgdrüsenreiche Hautareale), seltener auch an allen anderen Teilen des Integuments mit Ausnahme der Palmae und Plantae entwickeln sich scharf begrenzte runde bis ovale Flecken, die konfluieren und landkartenähnliche Figuren bilden können (Abb. 3.6). Ihre Farbe ist zunächst hellrosa und wird bald dunkler von milchkaffeefarben bis

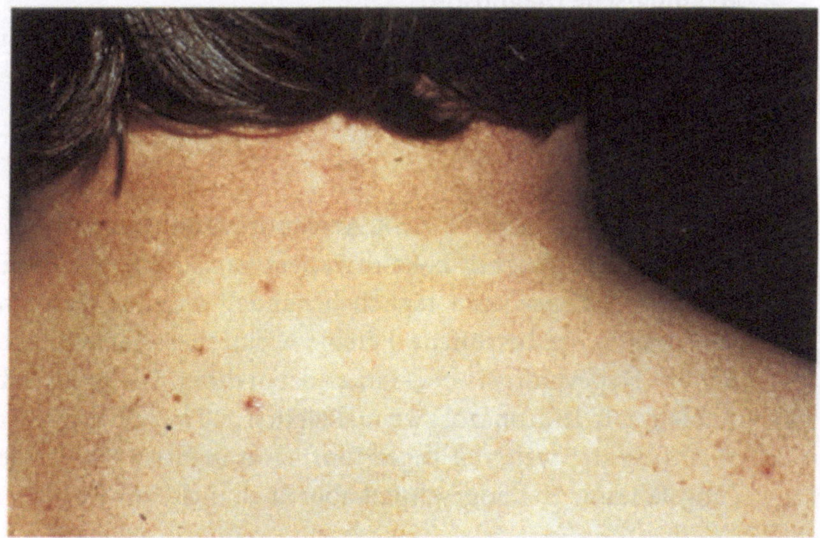

Abb. 3.6. Pityriasis versicolor. Erreger *Malassezia furfur*. Hellbraune, großflächige Verfärbung der Haut mit hellen Aussparungen.

braun. Typisch ist eine feine, kleieförmige Schuppung, die evtl. erst nach Kratzen sichtbar wird. Subjektive Missempfindungen bestehen nicht. Unter Einwirkung von Sonnenlicht entfärben sich die Herde und hinterlassen depigmentierte Flecken (Pityriasis versicolor alba). Durch die enzymatische Oxidation von Fettsäuren von Oberflächenlipiden entstehen Dicarboxylsäuren, Hemmstoffe der Tyrosinase in epidermalen Melanozyten, wodurch es zur reversiblen Hypomelanose kommt. Die Hypopigmentierung bleibt mehrere Monate nach Heilung der Pityriasis versicolor bestehen und verschwindet erst nach einem entsprechenden Bräunungsstimulus durch Aktivierung der Melanozyten.

Verlauf und Prognose
Der Verlauf ist chronisch mit Neigung zu Rezidiven.

Differentialdiagnosen
Abzugrenzen sind das Erythrasma, vorwiegend in Axillen und Leistenbeugen, und die Pityriasis rosea. Die Pityriasis versicolor alba kann mit einer Vitiligo verwechselt werden.

Mykologische Diagnostik
Die Diagnose wird durch das typische Nativpräparat gesichert. Neben zahlreichen runden bis ovalen Sporen, die als Haufen beisammen liegen, sieht man kurze gewundene Hyphen.

Therapie
Spiritus Acidi salicylici 5 % SR, Azolantimykotika und Ciclopiroxolamin sind wirksame Lokaltherapeutika, sofern alle befallenen Hautareale konsequent täglich behandelt werden. Rezidive sind sehr häufig, da betroffene Personen eine besondere Disposition haben (Hyperhidrosis bei starker Seborrhoe). Die orale Gabe von Azolen, z. B. Itraconazol zweimal täglich 200 mg am ersten Tag und je 200 mg an 5 weiteren Tagen führt zwar in fast 100% der Behandlungsfälle zur Heilung, schützt aber auch nicht vor Rezidiven.

Malassezia-Folliculitis

Vorwiegend nach langzeitiger Glukokortikoid-, Antibiotika- oder immunsuppressiver Therapie treten auf dem Rücken follikelgebundene, entzündliche Papeln, seltener Papulopusteln auf. Die Rückbildung hinterlässt bräunliche Krusten. Meist besteht eine starke Seborrhoe. Subjektive Beschwerden werden kaum angegeben. Wesentlich für die Diagnose ist der Nachweis von *Malassezia furfur* bei Abwesenheit von pyogenen Bakterien. Die Behandlung entspricht der der Pityriasis versicolor, in hartnäckigen Fällen ist eine systemische Therapie erforderlich.

3.3 Cryptococcose der Haut

Definition

Die Cryptococcose ist eine Hefemykose innerer Organe und der Haut, nahezu ausnahmslos hervorgerufen von *Cryptococcus (Cr.) neoformans*.

Terminologie

Bezeichnungen wie Europäische Blastomykose oder Torulose sind heute obsolet; Morbus Busse-Buschke nimmt auf die Erstbeschreiber dieser Krankheit Bezug.

Epidemiologie und Pathogenese

Cr. neoformans ist ein typischer Opportunist und hat seinen natürlichen Standort in Vogelfäkalien (besonders von Tauben, aber auch von Stubenvögeln). Staib und Bethäuser (1968) konnten nachweisen, dass *Cr. neoformans* als infektionsfähige Einheiten auch im Luftstaub der Umgebung kontaminierter Vogelkäfige zu finden ist. Die Cryptococcose war bisher in Mitteleuropa eine seltene, jetzt ist sie bei HIV-infizierten Personen eine typische und lebensbedrohende Krankheit. In den USA waren von 3170 AIDS-Patienten 189 an Cryptococcose erkrankt, neuere Statistiken geben die Inzidenz mit 6–13 % an. Auch in Mitteleuropa gewinnt diese Mykose als Todesursache von AIDS-Patienten zunehmend an Bedeutung.

Der Infektionsweg verläuft beim Menschen in der Regel über die Lunge. Der dort entstehende Primärherd bleibt meist klinisch stumm und daher unerkannt. Dissemination mit Organmanifestationen sind bei folgenden Grundkrankheiten beschrieben: Leukosen, maligne Lymphome, Tuberkulose, Silikose, Diabetes mellitus, Alkoholabusus, nach Organtransplantation und bei AIDS. Der disseminierten Cryptococcose liegt immer eine Störung der immunologischen Abwehr zugrunde. Die Inkubationszeit ist nicht genau zu ermitteln, sie hängt auch von der immunologischen Abwehrlage des Wirtsorganismus ab. In Fällen mit bestimmbarem Infektionszeitpunkt wird sie mit 14–25 Tagen angegeben. Nach der Infektion der Atemwege kann sich die Cryptococcose auf alle Organe insbesondere auf das ZNS ausbreiten.

Die isolierte **Cryptococcose der Haut** ist selten, sie entsteht meist im Gefolge der hämatogenen Streuung einer primären Lungeninfektion mit *Cr. neoformans.* In etwa 10% der Fälle einer disseminierten Cryptococcose wird Hautbeteiligung beobachtet. Salm et al. (1987) beschreiben eine primäre kutane Cryptococcose nach einer Bagatellverletzung am Zeigefinger. Die von uns beschriebenen Fälle brachten bronchoskopisch keine Hinweise auf eine primäre Infektion der Atemwege, trotzdem wird der Infektionsweg über die Lunge für beide Fälle als wahrscheinlich angenommen (Seebacher und Blaschke-Hellmessen 1982, Süß et al. 1999). Für das Entstehen einer isolierten Hautcryptococcose sind verschiedene prädisponierende Faktoren Voraussetzung, die wahrscheinlich alle mit einer Verminderung der zellulären Immunabwehr einhergehen. Zu nennen sind die Sarkoidose (Bohne et al. 1996), Silikotuberkulose, Lupus erythematodes, Kortikosteroid-Langzeitbehandlung und in neuerer Zeit vor allem die fortgeschrittene AIDS-Erkrankung .

Klinik

Überwiegend am Stamm, gelegentlich auch an den oberen Extremitäten, entwickeln sich einzelne oder multiple akneiforme bis furunkelähnliche Papulopusteln. Das umgebende Infiltrat ist oft lividrot und kaum schmerzhaft. Im weiteren Verlauf bilden sich Ulzera und/oder Fisteln, aus denen sich ein helles, fadenziehendes Sekret entleert. Die Ulkus- oder Fistelränder sind gewöhnlich unterminiert.

Differentialdiagnose

Differentialdiagnosen sind chronische Pyodermien und die Hauttuberkulose.

Mykologische Diagnostik

Im Nativpräparat gelingt der Erregernachweis mit Hilfe des Tuschepräparates. Im positiven Falle sind um die Hefezellen deutliche Höfe, bedingt durch die Kapsel, erkennbar, die die Verdachtsdiagnose Cryptococcose erlauben. Als Untersuchungsmaterial eignen sich Eiter aus Hautläsionen und Urin sowie Sputum und Trachealsekret. Auf üblichen Nährböden zur Hefeanzucht lässt sich *Cr. neoformans* relativ problemlos nachweisen. Wachsen daneben auch andere Hefen an, bei AIDS-Patienten ist *C. albicans* im Sputum in hoher Keimdichte fast immer zu erwarten, so sind *Cr. neoformans*-Kolonien nicht oder nur schwer erkennbar. Hier hilft der von Staib (1962) empfohlene Guizotia-abyssinica-Kreatinin-Differentialnährboden weiter, auf dem sich *Cr. neoformans*-Kolonien dunkelbraun anfärben. Jeder Nachweis von *Cr. neoformans* muss beachtet werden und zu therapeutischen Konsequenzen führen, auch dann, wenn noch keine Dissemination erfolgt ist.

Therapie

Die Behandlung der Cryptococcose der Haut erfolgt immer systemisch mit Fluconazol (2×200 mg/die) oder als Kombinationsbehandlung mit Flucytosin und Amphotericin B. Bohne et al. (1996) behandelten ihre Patienten erfolgreich mit Itraconazol 2×200 mg/die.

4 Antimykotika, systemisch wirksame

Einführung

Die Behandlung von Pilzkrankheiten verfolgt stets das Ziel der vollständigen Beseitigung der Krankheitserreger. Vor Beginn einer differenten antimykotischen Therapie sollte die Diagnose durch den Erregernachweis gesichert sein. Das gilt vor allem dann, wenn Antimykotika mit schmalem Wirkungsspektrum angewendet werden, allerdings ersetzen Breitspektrum-Antimykotika keinesfalls die Pilzdiagnostik.

Bei einigen Pilzkrankheiten der Haut und der hautnahen Schleimhäute ist eine alleinige topische Behandlung wenig aussichtsreich, so dass in diesen Fällen ein systemisch wirkendes Antimykotikum primär eingesetzt werden muss.

Das erste Medikament, das eine systemische Behandlung von Mykosen der Haut ermöglichte, war Griseofulvin. Nach der Mitteilung von Riehl auf der Sitzung der Österreichischen Dermatologischen Gesellschaft am 27.11.1958 in Wien über die erfolgreiche Behandlung von Dermatomykosen mit Griseofulvin folgten zahlreiche Publikationen über seinen therapeutischen Einsatz bei verschiedenen von Dermatophyten verursachten Mykosen der Haut.

Für die Behandlung der kindlichen Mikrosporie und des Favus bedeutete dieses Medikament einen wahren Segen, konnten doch nun die wenig erfolgreichen Behandlungsversuche, mit oft gefährlichen Epilationen, wie z. B. mit Röntgenstrahlen oder Thallium und belastenden lokaltherapeutischen Maßnahmen, unterbleiben. Griseofulvin hat dazu geführt, dass in Deutschland *M. audouinii* nahezu eradiziert wurde. Auch die sehr therapierefraktäre Onychomykose konnte nun erstmals erfolgreich behandelt werden, wenn sich auch hier bald Grenzen zeigten (s. Kap. 2.6).

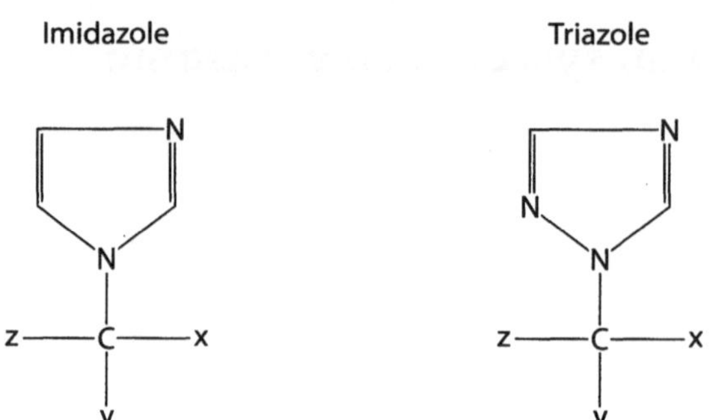

Abb. 4.1. Grundstruktur der Azolantimykotika. Die Positionen X, Y und Z sind in weiten Grenzen variierbar.

Der eigentliche Durchbruch gelang mit den Azolen. Aus der Gruppe der N-substituierten Imidazole wurden 1969 fast gleichzeitig Clotrimazol (Bayer AG, BRD) und Miconazol (Janssen Pharmaceutica N. V. Beerse, Belgien) ausgedehnten Untersuchungen unterzogen. Mit diesen Wirkstoffen wurde ein entscheidender Fortschritt in der Behandlung von Pilzkrankheiten des Menschen, einschließlich der bisher schwer behandelbaren System- und Organmykosen, eingeleitet.

Das wirksame Prinzip ist an folgende Struktur gebunden (Abb. 4.1), wobei X, Y und Z in weiten Grenzen variierbar sind (Plempel 1980). Im Rahmen der Untersuchungen von N-substituierten Imidazol-Antimykotika wurden wesentliche neue Erkenntnisse über Wirkungsmechanismen, Pharmakologie, Toxikologie und Abwehrmechanismen des Wirtsorganismus gewonnen (Übersicht bei Holt 1976).

Die meisten Antimykotika wirken auf die Biosynthese von Ergosterol, dem essentiellen Sterol der Pilzzellmembran. Das Schlüsselenzym für die antimyzetische Wirkung der Azol-Derivate ist die C-14-Demethylase, die bei Pilzen einen wichtigen Syntheseschritt vom Lanosterol zum Ergosterol katalysiert. Terbinafin dagegen hemmt die Squalenepoxidase und greift damit zu einem früheren Zeitpunkt in die Ergosterolbiosynthese als die Azole ein. Schließlich ist als Ergosterolsynthesehemmer noch Amorolfin zu nennen, das an zwei Stellen in die Ergosterolsynthese eingreift. Amorolfin

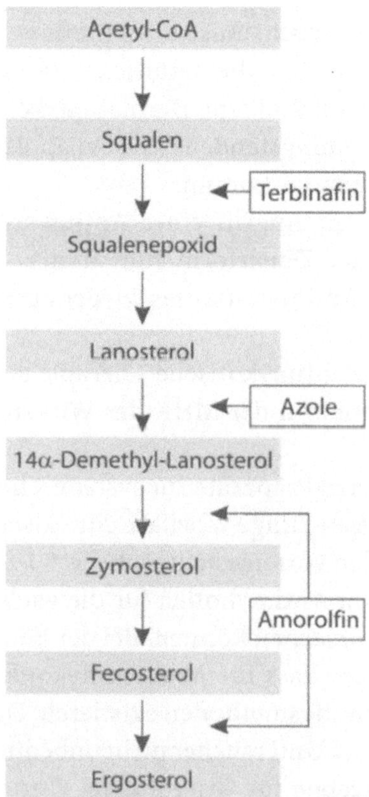

Abb. 4.2. Unterschiedliche Angriffspunkte verschiedener Antimykotika in die Ergosterolbiosynthese der Pilzzellmembran.

hemmt nämlich die D14-Reduktase und die D7-8-Isomerase. Die unterschiedlichen Angriffspunkte der genannten Antimykotika zeigt Abbildung 4.2.

Für die Wirksamkeit eines systemischen Antimykotikums sind verschiedene Faktoren bedeutsam:

- Die MHK für die wichtigsten Erreger von Mykosen, aber auch die pharmakokinetischen Eigenschaften, wie Bioverfügbarkeit und Wirkstoffkonzentration am Ort der Infektion, bestimmen entscheidend über den Erfolg der Behandlung. Ein Antimykotikum, das sich besonders in den Talgdrüsen anreichert und mit dem Sebum auf die Hautoberfläche gelangt, wird bei einem Kind im vorpubertären Alter schlechter wirken als bei Erwachsenen.

- Auch Eigenschaften des Wirtsorganismus haben Einfluss auf den Heilungsprozess einer Mykose, z. B. die natürlichen immunologischen Abwehrreaktionen. Entzündliche Dermatomykosen zeigen gelegentlich eine Selbstheilungstendenz, die bei aphlegmasischen Mykosen praktisch kaum vorkommt.
- Der Pilz selbst kann sich dem Angriff eines Antimykotikums entziehen, in dem er in einer Dauerform ruht und erst nach Abklingen der Wirkung des Antimykotikums wieder auskeimt.

Diese Beispiele zeigen, dass die antimykotische Therapie ein komplexer Vorgang ist, der nicht nur von der MHK des Wirkstoffs abhängt.

Der Besprechung der einzelnen Präparate zur systemischen Therapie von Dermatomykosen seien einige tabellarische Zusammenstellungen wichtiger Kenngrößen vorangestellt. Tabelle 4-1 zeigt die MHK der systemisch wirkenden Antimykotika für die wichtigsten Pilze, die Hautkrankheiten verursachen können. Bei der Bewertung der MHK ist zu berücksichtigen, dass für Azolantimykotika noch keine standardisierten Bestimmungsmethoden existieren. Dadurch sind die Ergebnisse verschiedener Untersucher nicht unbedingt miteinander vergleichbar. Die Angaben für Griseofulvin, Ketoconazol und Itraconazol in Tabelle 4-1 stammen aus einer Versuchsserie und sind damit vergleichbar.

Eine weitere, wichtige Kenngröße ist die Verteilung des Antimykotikums in verschiedenen Kompartimenten. Tabelle 4-2 zeigt die Wirkstoffkonzentrationen von Antimykotika im Serum, Sebum, Schweiß und in der Haut.

Mit der Entwicklung moderner, stark wirksamer Antimykotika bekam das Problem der Enzyminduktion besonderes Gewicht. Als Clotrimazol auf seine antimykotische Wirksamkeit in klinischen Studien geprüft wurde, zeigte sich, dass die anfangs nachweislich gute Wirkung bei Organmykosen innerhalb weniger Tage nachlässt. Man musste sehr bald erkennen, dass Clotrimazol Leberenzyme vom Typ der Cytochrom-P-450-haltigen Monooxigenasen induziert, die seinen Abbau derartig beschleunigen, dass nach wenigen Tagen der Therapie kaum noch messbare Wirkstoffspiegel im Plasma vorliegen. Alle Azolantimykotika interagieren mit dem Cyto-

Tabelle 4-1. Minimale Hemmkonzentrationen (MHK) in µg/ml systemischer Antimykotika

	Griseofulvin (Wildfeuer et al. 1998)	Ketoconazol (Wildfeuer et al. 1998)	Itraconazol (Wildfeuer et al. 1998)	Fluconazol (Wildfeuer u. Seidel 1994)	Terbinafin (Balfour u. Faulds 1992)
Dermatophyten					
T. rubrum	0,049–6,25	0,012–0,391	0,012–0,098	0,78–50,0	0,001–0,01
T. mentagrophytes	0,049–12,5	0,003–1,563	0,003–0,098	1,56–50,0	0,001–0,01
T. verrucosum	–	–	–	3,13–6,25	0,0015–0,006
M. canis	0,049–6,25	0,049–1,563	0,012–0,195	3,13–50,0	0,005–0,01
E. floccosum	0,049–0,391	0,003–0,025	0,003–0,025	0,2–12,5	0,001–0,06
Hefen					
C. albicans		0,003–0,195	0,003–0,391	0,1–3,13	6,25–128,0
C. tropicalis		0,003–6,250	0,049–3,125	1,42	10,0–128,0
C. parapsilosis		0,003–0,098	0,003–0,098	1,0	0,1–3,13
C. glabrata		0,049–0,391	0,003–0,195	1,9	100,0–128,0
Cr. neoformans		0,003–0,391	0,003–0,195	0,2–6,25	0,25–2,0
Schimmelpilze					
Asperg. fumigatus		0,391–3,125	0,195–3,125		0,02–0,5
Asperg. spp.		0,025–3,125	0,098–1,563		
Scop. brevicaulis		0,049–3,125	0,098–6,250		0,5–8,8

chrom-P-450-System, wobei es sich bisweilen, wie bei Clotrimazol, um eine Enzyminduktion, nicht aber um eine Hemmung von Cytochrom-P-450-Isoenzymen handelt. Bei den Triazolen ist es gelungen, die Spezifität zum Enzym der Pilzzelle zu erhöhen, so dass Interaktionen mit humanen Enzymen nicht mehr in dem Maße gegeben sind, wie es z. B. noch beim Ketoconazol der Fall ist.

Die Cytochrom-P-450-Enzyme sind eine Superfamilie von Hämoproteinen, die eine bedeutsame Rolle bei der oxidativen Biotransformation vieler Arzneimittel spielen. Jedes Cytochrom-P-450-Isoenzym katalysiert eine enzymatische Reaktion und wandelt dadurch ein Arzneimittel in einen entsprechenden Metaboliten um. Dabei vermögen einige Cytochrom-P-450-Isoenzyme, wie z. B. CYP3A4, eine Vielzahl verschiedener Arzneimittel zu hydroxylieren, während andere, z. B. CYP2A1, eine deutlich höhere Sub-

Tabelle 4-2. Wirkstoffspiegel von 5 systemisch wirkenden Antimykotika. (Nach Faergemann und Laufen 1993). NU=nicht untersucht

Antimykotika	Serumspiegel (Peak) µg/ml	Sebum µg/ml	Schweiß µg/ml	Epidermis/ Dermis µg/g	Stratum corneum µg/g
Griseofulvin 500 mg für 2 Wo	2,0	NU	200–300	NU	20,6
Ketoconazol 200 mg für 2 Wo	7,9	0	0,084	NU	5,18
Itraconazol 200 mg für 7 Tage	0,5	4,64	0,072	NU	0,79
Terbinafin 250 mg für 12 Tage	1,0	45,1	0	0,3	9,1
Fluconazol 50 mg für 12 Tage	1,81	NU	4,89	2,93	66,4
Fluconazol 150 mg 1×/Wo für 2 Wochen	2,12	NU	4,69	4,62	23,4

stratspezifität aufweisen. Die Enzymaktivitäten sind z. T. von genetischen Faktoren abhängig, werden aber auch durch Krankheiten, vor allem der Leber, beeinflusst. Entsprechend kann man genotypische und phänotypische Langsam- und Schnellmetabolisierer unterscheiden. Durch Pharmaka (oder Umweltschadstoffe), welche die Synthese von Enzymen des Arzneimittelmetabolismus fördern oder hemmen, kann dieser beschleunigt oder auch verlangsamt werden. Azolantimykotika sind wichtige Beispiele für Arzneistoffe, die als Substratinduktoren oder -hemmer für die Cytochrom-P-3A-Familie wirken.

Fluconazol hemmt dosisabhängig die Synthese und damit die Aktivität von Cytochrom-P-3A4 und Cytochrom-P-2C9. Relevante Einflüsse sind vor allem bei der Hochdosistherapie beobachtet worden (s. Tab. 4-6). Auch Itraconazol kann Cytochrom-P-3A4 in therapeutischen Dosen hemmen. Dies vergrößert den Metabolismus anderer Medikamente, die über den selben Weg abgebaut werden und erhöht deren Wirkstoffkonzentrationen (s. Tab. 4-5). Gefährliche Interaktionen von Fluconazol und Itraconazol kommen insbesondere mit Ciclosporin vor, dessen Dosis bei gleichzeitiger Gabe der Azole erheblich zu reduzieren ist. Eine noch stärker ausgeprägte Hemmung, die sich auch in Störungen des hormonellen Systems äußert, ruft Ketoconazol hervor, das auch deswegen bei Pilzinfektionen oft noch ein Wirkstoff zweiter Wahl ist.

Terbinafin hemmt dagegen die Squalenepoxidase, die nicht zur Familie der Cytochrom-P-450-Enzyme gehört. Daher sind Interaktionen von Terbinafin mit anderen Medikamenten wesentlich seltener als bei Azolen, klinisch bedeutsam ist die beschleunigte Elimination von Rifampicin. Diese Interaktionen müssen bei der Langzeitbehandlung von Pilzkrankheiten beachtet werden, vor allem dann, wenn Patienten wegen anderer Leiden entsprechende Medikamente einnehmen müssen (Katz 1999).

Wie alle Medikamente haben auch die modernen Antimykotika unerwünschte Wirkungen. Manche Nebenwirkungen sind harmlos und verschwinden wieder ohne Gegenmaßnahmen. Die bei Patienten verbreitete Angst vor Nebenwirkungen ist oft unbegründet, da auch die modernen Antimykotika, selbst bei Langzeitanwendung, ein hohes Sicherheitsprofil besitzen. Zur Dokumentation dieser Behauptung sind in der Tabelle 4-3 die durchschnittlichen Raten unerwünschter Wirkungen für Itraconazol und Fluconazol im Vergleich zum Mittelwert von 33 anderen Medikamenten, nach Reaktionsart aufgeschlüsselt, wiedergegeben (Inman et al. 1993). In der Tabelle 4-4 sind die in klinischen Studien mit Itraconazol und Terbinafin im Vergleich zu Plazebo beobachteten unerwünschten Wirkungen aufgeführt. Ausgewertet wurden 25 Studien mit 1889 Patienten, wobei alle unerwünschten Wirkungen, unabhängig davon, ob sie mit dem jeweiligen Medikament in ursächlichem Zusammenhang standen, registriert wurden (De Doncker et al. 1998).

Tabelle 4-3. Durchschnittliche Rate von unerwünschten Wirkungen pro 1000 Patienten. (Nach Inman et al. 1993)

Ereignisse		Itraconazol	Fluconazol	Durchschnitt von 33 Arzneimitteln
Haut	Ekzem	1,7	0,9	0,6
	Exanthem	3,2	2,5	2,4
Skelett/Muskeln	Rückenschmerzen	2,8	2,2	1,7
	Gelenkschmerzen	1,9	2,1	1,7
Psychiatrische	Depression	2,0	2,1	2,6
	Erschöpfungs-zustand	1,4	1,5	7,2
ZNS	Schwindel	1,4	0,8	5,5
	Kopfschmerzen/ Migräne	2,3	3,2	7,7
Magen/Darm	Diarrhoe	2,3	2,9	4,8
	Dyspepsie	1,0	1,3	5,1
	Übelkeit	3,4	2,7	9,7
	Bauchschmerzen	3,9	4,0	4,3
Auge	Konjunktivitis	1,0	0,7	0,4

Tabelle 4-4. Unerwünschte Wirkungen bei klinischen Studien mit Itraconazol und Terbinafin im Vergleich zu Plazebo. (Nach De Doncker et al. 1998)

Unerwünschte Wirkungen	Itraconazol n=1254	Terbinafin n=445	Plazebo n=190
Infektionen des oberen Respirationstraktes	13=1,3%	0	9=4,7%
Übelkeit	37=3,0%	20=4,5%	8=4,2%
Kopfschmerzen	47=3,7%	13=2,9%	19=10,0%
Dyspepsie	20=1,6%	7=1,6%	4=2,1%
Durchfall	16=1,3%	10=2,2%	9=4,7%
Bauchschmerzen	35=2,8%	16=3,6%	1=0,5%

4.1 Griseofulvin

Stoffbeschreibung

Griseofulvin wurde 1939 aus *Penicillium griseofulvum* von Oxford, Raistrik und Simonart isoliert, ohne dass die antimyzetische Wirkung schon erkannt wurde. Erst nachdem Brian, Curtis und Hemming (1946) aus Kulturen von *Penicillium janczewskii* das biologische Wirkungsprinzip des „Curling Factors" entdeckten, wiesen Grove und McGowan (1947) die Identität von Griseofulvin und „Curling Factor" nach. Griseofulvin bildet farblose, thermostabile Kristalle, die Löslichkeit in Wasser ist sehr schlecht (etwa 10 µg/ml), in Dimethylformamid und Ethanol jedoch gut.

Wirkungsmechanismus

Durch Interaktion mit Mikrotubuli erfolgt eine Hemmung der Mitose (Niewerth und Korting 1999) sowie eine Störung des intrazellulären Stofftransports. Griseofulvin wirkt auch in hohen Konzentrationen nur fungistatisch. Unter seiner Einwirkung kommt es zur Verdickung der Zellwände, zum Verlust normaler Zytoplasmastrukturen und zur Kräuselung der Pilzfäden („Curling Factor"). Höhere Konzentrationen bewirken Zellwandruptur und Austritt von Zytoplasma.

Wirkungsspektrum

Griseofulvin wirkt nur gegen Dermatophyten. Der Wirkungstyp ist fungistatisch. Die MHK wird erheblich von den Testbedingungen bestimmt und wird von Götz (1959) mit 0,33 bis 1 bzw. 2 bis 20 µg/ml für die wichtigsten Dermatophytenarten angegeben. Korting et al. (1995) ermittelten MHK's für *T. rubrum* von 0,5 bis 3,0 und für *T. mentagrophytes* von 2,0 bis 10,0 µg/ml. Experimentell gelingt es, griseofulvinresistente Stämme zu züchten. Die Resistenz verliert sich jedoch bei wenigen Passagen auf griseofulvinfreien Nährböden oder bei Tierversuchen (Götz 1959). Eine Methode zum Nachweis einer Griseofulvin-Adaptation der Dermatophyten, direkt aus klinischen Isolaten, beschreibt Meinhof (1972).

Toxizität

Die LD_{50} beträgt bei der Ratte i.v. 400 mg/kg KM und i.p. 2000 mg/kg KM. Teratogene Schäden konnten bei Ratten mit üblichen therapeutischen Dosen nicht nachgewiesen werden. Die Spermiogenese der Ratte wurde von Griseofulvin nicht beeinflusst (Schirren 1962). Mac Leod führte an freiwilligen Studenten Versuche durch und gab sechs Monate lang täglich 2 g Griseofulvin oral. Einflüsse auf die Spermiogenese waren nicht zu beobachten (zitiert nach Schirren, 1962).

Pharmakokinetik

Nach oraler Applikation wird Griseofulvin nur partiell resorbiert (Davies et al. 1961). Eine fettreiche Mahlzeit vor der Einnahme von Griseofulvin erhöht die intestinale Resorption deutlich (Crounse 1961). Eine ausreichend sichere Resorption kann durch die Verringerung der Teilchengröße (Mikronisierung) erreicht werden (Atkinson et al. 1962). Die Einführung des mikronisierten Griseofulvins erlaubt eine Dosisreduktion um 50% (Kraml et al.1962, Kleine-Natrop et al. 1964, 1965). Der Steady-state-Plasmaspiegel wird nach der 2. Gabe mit $C_{min\ 24}$=2,44±0,31 µmol/l erreicht. Die Plasmahalbwertzeit ($t_{½}$) beträgt 16,0±3,1 h (Terhaag et al. 1986). Schäfer-Korting et al. (1985) ermittelten die mittlere Griseofulvin-Plasmakonzentration nach einmaliger oraler Gabe von 500 mg mikronisiertem Griseofulvin mit 1,39±0,25 µg/ml und nach 330 mg einer festen Lösung zu 1,25±0,16 µg/ml, die $t_{½}$ wurde mit 10,3±1,6 h bzw. 10,7±2,0 h berechnet.

Untersuchungen von Terhaag et al. (1985) zum Blutspiegel von Griseofulvin unter ambulanter Behandlung zeigten folgendes: Die interindividuellen Konzentrationsunterschiede bei verordneter Einnahme von 250 mg alle 12 Std. schwankten zwischen 0,35 und 1,5 µg/ml Serum bei einem Mittelwert von 0,9±0,04 µg/ml. Die intraindividuellen Unterschiede waren hingegen gering. Bei Applikation von 2×250 mg jeden 2. Tag lagen die Blutspiegel im Durchschnitt bei 0,73 µg/ml mit einem Schwankungsbereich von 0,2 bis 1,58 µg/ml. Griseofulvin reichert sich im Keratin der Haut und Nägel sowie in den Haaren an (Gentles et al. 1959; Gentles und Barnes 1960, Roth und Blank 1960, Vanbreusghem und Rosenthal 1962). Schäfer-

Korting et al. (1985) ermittelten den Griseofulvinspiegel in Saug- und Canthariden-Blasenflüssigkeit. In der Saugblase, als Modell für die nicht entzündete Haut, betrug C_{max} im Mittel 0,58±0,08 µg/ml und in der Cantharidenblase (für entzündete Haut) 0,84±0,14 µg/ml.

Indikationen

Indikationen für die orale Griseofulvinbehandlung sind Dermatophyteninfektionen der Haut und ihrer Anhangsgebilde, die durch alleinige suffiziente Lokalbehandlung nicht abheilen. Hierzu zählt auch die Tinea unguium, die allerdings nach einer Monotherapie nur ausnahmsweise geheilt werden kann. Wesentlich besser sind die Heilungsaussichten mit einer Kombinationsbehandlung, bestehend aus atraumatischer Nagelentfernung, Griseofulvin und einem antimykotischen Nagellack (s. Kap. 2.6). Nicht indiziert ist Griseofulvin bei Pilzinfektionen durch Schimmel oder Hefen bzw. Mischinfektionen von Dermatophyten mit Schimmelpilzen bzw. Hefen.

Dosierung

Die übliche Dosis für Erwachsene beträgt 500 mg/die, entweder als Einmaldosis oder täglich 2×250 mg im Abstand von ca. 12 Std. Kinder ab 2 Jahre erhalten 10 mg/kg Körpergewicht täglich.

Kontraindikationen

Gravidität, Laktation, Neugeborene, Leberschädigungen aller Art (wegen überwiegender Metabolisierung in der Leber), Patienten mit Porphyrinstoffwechselstörungen, systemischer Lupus erythematodes und Alkoholismus. Männer sollten während und bis zu sechs Monate nach der Therapie keine Kinder zeugen.

Nebenwirkungen

Kopfschmerzen, Übelkeit, Diarrhoe und Leibschmerzen sind relativ häufige Beschwerden, die sich bei Fortsetzung der Behandlung oft bald wieder verlieren. Vereinzelt sind allergische Hautreaktionen und eine Steigerung der Lichtempfindlichkeit der Haut, sehr selten auch eine Agranulozytose beschrieben worden. Mittels einer Fragebogenaktion, an der sich 1670 Dermatologen beteiligten, analysierten Götz und Reichenberger (1972) Griseofulvin-Nebenwirkungen. 10mal wurde unter der Behandlung eine Hepatitis und 6mal ein Ikterus mitgeteilt. 134 Ärzte hatten Griseofulvin während der Schwangerschaft ohne schädliche Folgen für das Kind gegeben. Die Möglichkeit der Auslösung einer Porphyrinstoffwechselstörung durch Griseofulvin wurden von Simon und Siklosie (1976) diskutiert.

Wechselwirkungen
Folgende Wechselwirkungen sind beschrieben: Antikoagulanzien vom **Cumarintyp** erfahren eine Verminderung der Wirkung durch Griseofulvin. Daher sind Laborkontrollen und ggf. eine Dosiskorrektur erforderlich. Die **Alkoholwirkung** kann durch Griseofulvin gesteigert werden. Die Resorption von **Acetylsalicylsäure** kann erniedrigt sein. Die Aufnahme von Griseofulvin wird durch **Barbiturate** reduziert und damit eventuell auch die Effektivität des Antimykotikums. Eine Erhöhung der Dosis kann erforderlich werden. Die Wirksamkeit oraler Kontrazeptiva kann durch Griseofulvin vermindert werden. Die Kombination Griseofulvin mit Ciclosporin kann die Elimination von Ciclosporin beschleunigen, mit Methoxsalen die UV-Empfindlichkeit der Haut deutlich erhöhen.

Handelspräparate
Fulcin® S, -500, griseo 125/-500 von ct, Likuden® M/-500, enthalten mikronisiertes Griseofulvin.

4.2 Ketoconazol

Stoffbeschreibung
Ketoconazol war das erste orale Breitspektrum-Antimykotikum. Es ist ein weißes bis leicht beiges Pulver, geruch- und geschmacklos. Es löst sich in sauren wässrigen und in lipophilen Medien.

Wirkungsmechanismus
Wie alle Azol-Antimykotika hemmt auch Ketoconazol die Ergosterolsynthese in den Pilzzellmembranen (s. Abb. 4.2). Höhere

Dosen beeinträchtigen darüber hinaus die Triglycerid- und Fettsäuresynthese (Borgers 1982). Der Wirkungstyp ist fungistatisch. Bei Anzucht von *C. albicans* auf Eagles minimal essential medium (EMEM) hemmt der Zusatz von 5 ng/ml Ketoconazol (10^{-8} mol) die Ausbildung von Keimschläuchen, jedoch findet eine beschränkte Zellteilung in der Hefeform statt.

Ketoconazol fördert zudem die Immunabwehr des Wirtsorganismus (De Brabander et al. 1980). Werden *C. albicans*-Zellen mit Granulozyten und Makrophagen gemeinsam gezüchtet, phagozytieren letztere die Hefe. Aufgenommene Hefezellen bilden Keimschläuche und wachsen aus der Wirtszelle aus, so dass sie für die Zerstörung durch die Leukozyten zu groß werden. Ein Zusatz von 10 ng/ml Ketoconazol zu diesem System unterbindet die Keimschlauchbildung, so dass die von den Leukozyten phagozytierten Hefezellen zerstört werden können.

Kaben et al. (1982) berichten über die erfolgreiche Behandlung einer afrikanischen Histoplasmose mit Ketoconazol und beobachteten die Normalisierung folgender, zuvor pathologischer Immunparameter: Chemotaxis der neutrophilen Granulozyten, kutane Spätreaktionen auf Histoplasmin, Candidin und Tuberkulin, eine Senkung der Migrationsindices nach Einsatz von PHA, PPD und Histoplasmin. Damit kann die im folgenden beschriebene Diskrepanz zwischen guter In-vivo-Aktivität und nur mäßiger In-vitro-Wirkung, z. B. gegen *Candida spp.*, erklärt werden.

Wirkungsspektrum

Es umfasst Dermatophyten, Hefen, Schimmelpilze und dimorphe Pilze. Die In-vitro-Empfindlichkeit innerhalb einer Pilzart zeigt eine große Streubreite. So wird z. B. die MHK für *C. albicans* mit 0,02 bis 80,0 µg/ml (!) angegeben (Van Cutsem 1983). Die für alle Imidazol-Antimykotika typische Abhängigkeit der Ergebnisse von den Testbedingungen, wie z. B. der Keimdichte, der Nährbodenzusammensetzung, der Bebrütungszeit usw., ist bei Ketoconazol besonders ausgeprägt.

Orientierende Untersuchungen ergaben, dass im Tierexperiment sowohl eine protektive als auch eine therapeutische Wirkung mit relativ niedrigen Ketoconazoldosen erreichbar ist (Heeres et al.

1979, Thienpont et al. 1979). Die In-vitro-Aktivität von Ketoconazol gegenüber bestimmten Pilzen, z. B. *C. albicans*, ist schwächer als die In-vivo-Aktivität (Janssen, 1982). Die MHK für *T. rubrum* und andere Dermatophyten reicht von 0,1–128 µg/ml, für *Cr. neoformans* von 0,1–32,0 µg/ml, für *Candida spp.* von 0,02–100,0, *Aspergillus spp.* von 1,0–100,0 und für *Scopulariopsis brevicaulis* sind 10,0 µg/ml angegeben (Van Cutsem 1983).

Ein Zusatz von 10% inaktiviertem Rinderserum zu Sabouraud-Nährlösung setzt die MHK von Ketoconazol um durchschnittlich eine Zehnerpotenz herab (Heeres et al. 1979).

Toxizität

Die LD_{50} von Ketoconazol beträgt bei i.v. Applikation für die Maus 42, die Ratte 86 und den Hund 42 mg/kg KM, bei oraler Gabe 618, 166 bzw. 640 mg/kg KM. Orale Gaben von 10 mg/kg KM/die 6 bzw. 12 Monate lang wurden von Hund und Ratte ohne Nebenwirkungen toleriert. Embryotoxische und teratogene Effekte wurden an der Ratte nur bei täglichen Dosen 80 mg/kg KM gesehen; 10 bzw. 40 mg/kg KM am Tag zeigten bei Kaninchen keine solchen Wirkungen. In mehreren Mutagenitätstests (Dominantletal-Test/Maus, Salmonella-Ames-Test, Drosophila-melanogaster-Test) konnten keine Anhaltspunkte für eine mutagene Potenz gefunden werden. Auch Hinweise auf onkogene Potenzen fanden sich nicht (Van Cauteren und Marsboom 1982). Hohe Ketoconazoldosen ließen eine Abnahme der Cholesterolsynthese in der Rattenleber erkennen (Van den Bossche et al. 1980) ein Effekt, der angesichts weithin gleicher Biosynthesewege von Ergosterol und Cholesterol nicht überrascht.

Pharmakokinetik

Nach oraler Applikation wird Ketoconazol rasch resorbiert, bei einmaliger Gabe von 200 mg werden maximale Plasmaspiegel von 4,22–6,17 µg/ml nach 1–2 h erreicht. Die Resorption von Ketoconazol aus dem Gastrointestinaltrakt ist pH-Wert abhängig (pH,5, s. u.). Bei täglicher Einnahme von 200 mg Ketoconazol lassen sich über Monate relativ konstant Serumspiegel zwischen 3 und 4 µg/ml aufrechterhalten (Brugmans et al. 1980). Ketoconazol wird in der

Leber metabolisiert und fast ausschließlich mit den Faeces ausgeschieden. Die Bioverfügbarkeit beträgt ca. 80%, die Elimination erfolgt biphasisch ($t_{½a}$ 1,5–1,7 Std., $t_{½b}$ 7,5–7,9 Std. [Huang et al. 1986]).

Nach oraler Aufnahme von 400 mg ist Ketoconazol nach einer Stunde im Schweiß und nach 7 Stunden im Stratum corneum der Palmae in einer Konzentration von 11 µg/g nachweisbar (Artis 1985), auch im Vaginalsekret und in anderen Geweben wird Ketoconazol gefunden.

Indikationen

Die Wirksamkeit von Ketoconazol gegen Pilzerkrankungen der Haut und ihrer Anhangsgebilde ist durch zahlreiche Untersuchungen erwiesen (Grimmer 1982, Artis 1982, Dorn 1982). Sowohl die chronische Onychia et Paronychia candidomycetica als auch die Scopulariopsidosis unguium (Brugmans et al. 1980) waren erstmals durch Ketoconazol einer systemischen Behandlung zugänglich. Gleiches gilt für die chronische mukokutane Candidose, hier führt Ketoconazol oft zur dramatischen Besserung, ohne allerdings den Immundefekt (s. Kap. 3.1.7) zu heilen. Rezidive sind daher zu erwarten (Drouhet und Dupont 1982, Haneke 1982, Djawari 1984).

Bei der Tinea unguium ist Ketoconazol offenbar etwas effektiver als Griseofulvin, muss aber auch bis zur Heilung über viele Monate eingenommen werden (Haneke und Meisel 1982, Male 1982, Symoens 1982, Seebacher 1986). Damit steigt das Risiko unerwünschter Nebenwirkungen. **Inzwischen ist Ketoconazol zur Behandlung der Onychomykose nicht mehr zugelassen.** Heute gelten als Indikationen alle durch Dermatophyten, *Candida spp.* und einige Schimmelpilze hervorgerufen Erkrankungen der Haut und ihrer Anhangsgebilde sowie die Vaginalcandidose, die durch eine alleinige topische Therapie nicht geheilt werden können. Weiter sind die Pityriasis versicolor und die *Malassezia furfur*-Follikulitis zu nennen. Eine besondere Indikation stellt nach wie vor die chronische mukokutane Candidose dar.

Dosierung

Die Regeldosierung sieht zu Beginn einer Mahlzeit 1× tägl. 1 Tbl. (200 mg) vor, bei Vaginalmykosen 1× tägl. 2 Tbl. Kinder ab 2 Jahren bis zu 20 kg Körpergewicht erhalten 2,5–5 mg/kg KG, das entspricht 1× tägl. ¼ Tbl. (50 mg), Kinder bis zu 30 kg KG werden mit 100 mg/die (1/2 Tbl.) behandelt. Die Anwendungsdauer von Ketoconazol sollte 2 Monate nicht übersteigen, eine Ausnahme bildet die chronisch mukokutane Candidose.

Kontraindikationen

Patienten mit akuter oder chronischer Leberschädigung, schwangere und stillende Frauen dürfen nicht mit Ketoconazol behandelt werden.

Nebenwirkungen

Nausea, Pruritus, Diarrhoe und Kopfschmerzen sind häufige, meist harmlose Begleiterscheinungen. Eine Erhöhung der Transaminasen muss beachtet und engmaschig kontrolliert werden (bei Langzeitanwendung). Bei Behandlungszeiten über 4 Wochen, sind die Transaminasen im Abstand von 4 Wochen zu kontrollieren, da Leberschäden, die vereinzelt tödlich verliefen, beobachtet worden sind. Diese, als Idiosynkrasie aufgefasste Hepatitis, ist mit einem Fall auf 10000 Anwender ermittelt worden (Heiberg und Svejgaard 1981, Strauss 1982, Tkach und Rinaldi 1982, Janssen, 1984). Ketoconazol greift in die Androgen-Biosynthese des Menschen ein, mit sehr hohen Dosen ist eine chemische Kastration möglich, bedeutsam meist erst ab 400 mg/die (Karraß 1984). Gynäkomastie und Libidoverlust sind daher mögliche unerwünschte Wirkungen (s. Enzymbeeinflussung durch Azole, S. 80–84)

Wechselwirkungen

Polak, Scholer und Wall (1982) prüften Interaktionen von Antimykotika bei kombinierter Chemotherapie experimenteller Mykosen der Maus. Bei der Candidose wirkte die Kombination Amphotericin B/Ketoconazol überwiegend antagonistisch, bei der Cryptococcose additiv und bei der Aspergillose wiederum antagonistisch. Eine Kombinationstherapie von Imidazol-Antimykotika mit Amphotericin B ist daher kontraindiziert, da die Wirkungen möglicherweise antagonistisch beeinflusst werden können.

Die Resorption von Ketoconazol aus dem Gastrointestinaltrakt ist pH-Wert abhängig (pH <3,5) und wird bei gleichzeitiger Gabe von Antazida, H_2-Blockern oder Anticholinergika deutlich verschlechtert.

Die Liste der Medikamente, mit denen Ketoconazol Wechselwirkungen eingehen kann, ist infolge seiner Cytochrom-Hemmung lang. Eine Kontraindikation für Ketoconazol besteht bei Einnahme folgender Medikamente: Alprazolam, Chlordiazepoxid, Cisaprid, Midazolam, Rifampicin, Tacrolimus, Terfenadin, Triazolam. Für diese und alle anderen Medikamente, die über Cytochrom-P-450-Enzyme abgebaut werden, sind besondere Vorsichtsmaßnahmen erforderlich.

Handelspräparate

Ketoconazol ist unter der Bezeichnung Nizoral® als Tablette zu 200 mg, als eine 2%-ige Creme zur Lokalbehandlung von Dermatomykosen verfügbar. Als 2%ige Lösung wird es unter der Bezeichnung Terzolin® als Haarbodentherapeutikum zur medizinischen Haarwäsche angeboten.

4.3 Itraconazol

Stoffbeschreibung

Itraconazol ist eine Substanz aus der Reihe der Triazole. Es ist ein weißes bis leicht gelbliches Pulver, das wasserunlöslich ist, sich aber in lipophilen Medien wie z. B. Dimethylformamid und Dimethylsulfoxid lösen lässt.

Wirkungsmechanismus

Itraconazol hemmt die Ergosterolbiosynthese bereits in Konzentrationen, die im nmol-Bereich liegen. Im Gegensatz zum Ketoconazol weist Itraconazol eine sehr hohe Spezifität für das Pilzenzym auf. Es kommt zu einem Mangel an Ergosterol und einer gleichzeitigen Anreicherung von Sterolen mit einer Methylgruppe in Position C-14. Dies führt zu einer Verschiebung der Lipidzusammensetzung der Zellmembran und einer Delokalisation von Membranproteinen mit der Folge einer Erhöhung der Durchlässigkeit der Zellmembran, die damit ihre Aufgaben nicht mehr erfüllen kann. Itraconazol wirkt fungistatisch, in höheren Konzentrationen gegen einige Pilze auch fungizid (Van Cutsem 1994).

Wirkungsspektrum

Das Wirkungsspektrum von Itraconazol umfasst Dermatophyten, Sprosspilze, Schimmelpilze und dimorphe Pilze. Die MHK-Werte für Dermatophyten reichen von 0,001–10 µg/ml, wobei 94,1% der getesteten 456 Stämme durch 0,1 µg/ml Itraconazol in ihrem Wachstum gehemmt wurden. Für *C. albicans* liegt die MHK zwischen 0,001 und 100 µg/ml, 98,1% der getesteten Stämme stellten bei 1 µg/ml das Wachstum ein. Als hochempfindlich erweist sich *Cr. neoformans* (MHK zwischen 0,001–0,1 µg/ml), aber auch *Aspergillus fumigatus* mit 0,01–10 µg/ml (Haria et al. 1996). Die Wirkung gegen einige *Aspergillus*-Arten ist eine Besonderheit von Itraconazol, sie findet sich nicht bei anderen z. Z. verfügbaren Azolen.

Toxizität

Die akute Toxizität (LD_{50}) übersteigt bei Ratten und Mäuse 320 mg/kg KG, bei Meerschweinchen 60 mg/kg und bei Hunden 200 mg/kg bei oraler Applikation. Eine subakute und chronische Toxizität äußert sich an Ratten und Hunden (10 mg oral) in einer Störung des Lipidstoffwechsels in Form von Schaumzellen in verschiedenen Organen und z. T. fibroxanthomatösen Veränderungen. Untersuchungen zur Reproduktionstoxizität und Mutagenität erbrachten keine Hinweise auf entsprechende Effekte. Ebenso war an Ratten und Mäusen keine Hinweise auf Kanzerogenität feststellbar (Van Cauteren et al. 1987, Lampo et al. 1993, NN Produktmonographie 1991).

Pharmakokinetik

Itraconazol wird rasch resorbiert. Der maximale Plasmaspiegel ist nach einer Einmalgabe nach 1,5–4 h erreicht, wobei höhere Dosen langsamer aufgenommen werden als niedrige. Die maximalen Konzentrationen betragen bei einer Dosis von 200 g 289,0±100 ng/ml. Die Halbwertszeit $t_{1/2}$ wurde bei einmaliger oraler Gabe mit 18,0±4 h ermittelt. Bei wiederholter oraler Gabe stellt sich das Steady state daher innerhalb von etwa 7 Tagen ein. Die relative Bioverfügbarkeit der Wirksubstanz bei Applikation in Kapseln beträgt - bezogen auf eine oral verabreichte Dosis - bei Nüchterneinnahme ca. 40%, bei Einnahme nach einer Mahlzeit 102%. Aus diesem Grunde muss Itraconazol direkt nach der Mahlzeit und nie auf nüchternen Magen eingenommen werden. Weiter beeinträchtigt eine verminderte Magenazidität die Resorption. Aus diesem Grunde sollten Antazida oder H_2-Antihistaminika frühestens 2 Std. nach der Einnahme von Itraconazol genommen werden.

Itraconazol verteilt sich in unterschiedlichen Konzentrationen im menschlichen Körper. Die Konzentrationen im Sebum sind etwa 5–10× höher als die entsprechendenden Plasmakonzentrationen. Eine Exkretion über die Schweißdrüsen erfolgt nur in geringem Maße, dagegen ganz massiv über die Talgdrüsen. Eine besonders hohe Affinität besteht zum Keratin. Über den Weg der Keratinozyten gelangt der Wirkstoff von den tieferen zu den oberen Hautschichten und verweilt dort lange Zeit. Noch 4 Wochen nach Beendigung der Medikation sind in den oberen Hautschichten therapeutisch wirksame Konzentrationen messbar. Besonders lang wird Itraconazol im Nagelkeratin gespeichert. Nach 3 bzw. 4 Behandlungszyklen bei einer Pulstherapie der Onychomykose konnte der Wirkstoff in Konzentrationen, die deutlich über der MHK für Dermatophyten lagen, noch 7–9 Monate nach Beendigung der Itraconazoleinnahme nachgewiesen werden. Am distalen Ende der Zehen-/Fingernägel wurden im Mittelwert folgende Itraconazolkonzentrationen gemessen: Bei 3 Pulsen im 1. Monat 67/103 ng/g, im 6. Monat 471/424 ng/g, im 11. Monat 186/0 ng/g. In Fingernägeln war der Wirkstoff ab Monat 9 nicht mehr messbar. Bei 4 Pulsen wurden folgende Werte gemessen: Monat 1 32/42 ng/g, Monat 8 623/380 ng/g und Monat 12 196/0 ng/g Nagelsubstanz. In den Fingernägeln fiel der Itraconazolgehalt ab Monat 9 auf Werte unterhalb der MHK für Dermatophyten ab, im Monat 11 waren noch 8 ng/g nachweisbar. (De Doncker et al. 1996). Diese Kinetik von Itraconazol in der

Nagelsubstanz begründet die inzwischen gut etablierte und weltweit angewandte Pulstherapie der Onychomykose.

Die Metabolisierung von Itraconazol erfolgt praktisch vollständig in der Leber. Mit dem Urin werden 40% der Dosis als inaktive Metaboliten, der Rest mit den Faeces ausgeschieden. Sieben Tage nach einer Einmalgabe sind 90% der verabreichten Dosen aus dem Körper ausgeschieden.

Indikationen

Itraconazol eignet sich zur Behandlung aller Mykosen der Haut und ihrer Anhangsgebilde, sofern sie mit einer topischen Therapie nicht zur Abheilung gebracht werden können. Hierzu zählen neben den verschiedenen Tineaformen auch Infektionen mit Hefen, speziell Hefepilzinfektionen der Nägel, wie z. B. die chronische Candidaparonychie, weiter die ausgedehnte Pityriasis versicolor, die vaginale Candidose und die Cryptococcose der Haut.

In einer doppelblinden randomisierten Studie wurden Itraconazol (100 mg/die) versus Fluconazol (50 mg/die) bei der Tinea corporis geprüft. Die Behandlungsdauer betrug 15 Tage. Am Ende der Einnahme waren 72,2% der mit Itraconazol behandelten und 47,4% der Patienten der Fluconazolgruppe bei den mykologischen Kontrolluntersuchungen negativ, am Ende der 10wöchigen Nachbeobachtungsphase waren 94,4% respektive 84,2% klinisch und mykologisch geheilt (Papini et al. 1997). Parent et al. (1994) verglichen die Wirksamkeit von Itraconazol 100 mg/die für 15 Tage mit 200 mg/die für 7 Tage bei Tinea corporis und cruris. Zwischen beiden Gruppen konnten keine signifikanten Unterschiede gefunden werden, die klinische Heilung war jeweils 100%, die mykologische 90% (200 mg) und 83% (100 mg). Eine Auswertung zahlreicher Vergleichsstudien zur Behandlung von Dermatomykosen erfolgte von Haria et al. (1996). Dabei wurden mykologische Heilungsraten von 55 und 94% berichtet. Itraconazol erwies sich dem Vergleichspräparaten (Griseofulvin, Fluconazol und Terbinafin) zumindest als gleichwertig und z. T. als überlegen. Bei einem Vergleich Itraconazol (100 mg/die) versus Griseofulvin (500 mg/die) zur Behandlung der kindlichen Tinea capitis waren beide Medikamente bezüglich der Heilungsrate nach 6wöchiger Behandlungsdauer gleichwertig (jeweils 88%)

(López-Gómez et al. 1994). Über weitere Studien zur Wirksamkeit unterschiedlicher Itraconazoldosen zur Behandlung der Tinea capitis berichten Degreef (1996) sowie Legendre und Esola-Macre (1990), wobei die gute Wirkung von Itraconazol auch bei *M. canis*-Infektionen hervorgehoben wird. Die durchschnittliche Dauer der Behandlung betrug 6 bzw. 5 Wochen, 100 mg/die waren effektiver als 50 mg. Inzwischen hat sich auch die Pulstherapie bei der Tinea capitis als wirksam erwiesen, die Heilungsraten übersteigen 85%. Jeder Puls sieht 5 mg/kg KG täglich für 7 Tage vor, gefolgt von 3 Wochen Pause. Zwei bis drei Pulse waren in den meisten Fällen ausreichend (Del Rosso und Gupta 1999).

Ausgedehnten Untersuchungen wurde Itraconazol im Hinblick auf seine Wirkung bei der Onychomykose unterzogen. Die ersten Versuche mit einer Langzeittherapie bei einer täglichen Dosis von 100 mg verliefen mit unbefriedigenden Ergebnissen (Korting et al. 1993). In weiteren Studien erwies sich jedoch eine tägliche Gabe von 200 mg über 3 Monate als sehr effektiv. Die Auswertung von 11 kontrollierten Studien mit insgesamt 1022 Patienten ergab eine mykologische Heilungsrate von durchschnittlich 65,5±5,1% und eine klinische Ansprechrate von 69,0±4,9%. Die Pulstherapie (zweimal täglich 200 mg für 7 Tage, gefolgt von 3 Wochen Behandlungspause), die bei drei Pulsen mit der halben Gesamtdosis auskommt, ergab bei Auswertung von 12 Studien mit insgesamt 2150 Patienten in 71,1±5,0% mykologische Sanierung und in 74,7±4,0% ein klinisches Ansprechen auf die Behandlung (Gupta und Lambert 1999). Dass es erhebliche Unterschiede in der Ansprech- und Heilungsrate gibt, zeigt die Studie von Ginter und De Doncker (1998). Bei Matrixbefall der Großzehennägel lag die Ansprechrate bei 89%, geheilt wurden aber nur 64%. Vollständige klinische und mykologisch gesicherte Heilung aller Nägel ist aber das eigentliche Ziel der Behandlung der Tinea unguium.

In zahlreichen Studien wurde Itraconazol auch zur Behandlung der Vaginalmykose eingesetzt. Die übliche Dosis betrug 1×400 mg. Die klinischen Heilungsraten bei Infektionen mit *C. albicans* schwankten zwischen 61 und 80%, bei *C. glabrata* waren sie etwas geringer (Haria et al. 1996).

Dosierung

Die Regeldosis bei den Tineaformen beträgt 1× tägl. 100 mg, die Behandlungsdauer 2 Wochen. Alternativ können für 7 Tage 2× tägl. 100 mg ordiniert werden. Bei Mykosen der Handinnenflächen und der Fußsohlen ist die Behandlung mit 1× tägl. 100 mg auf mindestens 4 Wochen auszudehnen. Die Pityriasis versicolor heilt nach 1× tägl. 200 mg für 7 Tage ab.

Zur Behandlung der Onychomykosen sind 2 Dosierungsempfehlungen etabliert: 1× tägl. 200 mg, wobei die Behandlungsdauer mindestens 3 Monate betragen muss oder die sog. Pulstherapie, mit 400 mg/die für 7 Tage und danach einer 3wöchigen Behandlungspause. Insgesamt werden 3–4 solcher Pulse empfohlen. Eine zusätzliche atraumatische Entfernung der kranken Nagelanteile kann die Heilungsaussichten verbessern.

Zur Behandlung der nichtmeningealen Cryptococcose (auch Cryptococcose der Haut) werden 1× tägl. 200 mg empfohlen. Die Behandlungsdauer beträgt 2 Monate bis maximal 1 Jahr. Zur Behandlung der vulvo-vaginalen Candidose dienen 2× 200 mg Itraconazol im Abstand von 12 Std..

Kontraindikationen

Itraconazol sollte Patienten mit Leberschäden nicht gegeben werden, bei dringender Indikation ist die Kontrolle der Leberwerte notwendig. Während der Schwangerschaft und der Stillzeit darf das Präparat ebenfalls nicht angewendet werden. Da z. Z. noch nicht genügend Erfahrungen bei der Behandlung von Kindern und Jugendlichen vorliegen, ist Itraconazol für die Behandlung von Personen unter 18 Jahren noch nicht zugelassen.

Nebenwirkungen

Die häufigsten Nebenwirkungen bestehen in gastrointestinalen Beschwerden wie Übelkeit, abdominelle Schmerzen, Obstipationen oder Dyspepsien. Kopfschmerzen und Schwindel werden gelegentlich angegeben. Überempfindlichkeits- oder allergische Reaktionen sind möglich, aber ausgesprochen selten. Bei einer Langzeitbehandlung kann es zu reversiblem Anstieg der Leberenzyme kommen, in Einzelfällen ist von ausgeprägter peripherer Neutropenie

Tabelle 4-5. Arzneimittelinteraktionen mit Itraconazol. (Nach Katz 1997). Anmerkung: Ein Teil der Wechselwirkungen wird theoretisch angenommen, ohne dass sie bisher beobachtet worden sind.

Medikamente, die den Itraconazolspiegel erhöhen können:	Medikamente, die den Itraconazolspiegel senken können:
Ritonavir	Carbamazepin Cimetidin Didanosin Isoniazid Kaliumbicarbonat Omeprazol Phenobarbital Phenytoin Ranitidin Rifabutin Rifampicin Rifampin
Itraconazol kann den Blutspiegel bzw. die Wirkung folgender Medikamente erhöhen:	**Itraconazol kann den Blutspiegel bzw. die Wirkung folgender Medikamente senken:**
Alprazolam Astemizol (Kardioarrhythmie) Busulfan Cisaprid (Kardioarrhythmie) Ciclosporin Digoxin Felodipin Fluoxetin Glibenclamid (Hypoglykämie) Glibornurid (Hypoglykämie) Gliciazid (Hypoglykämie) Glimepirid (Hypoglykämie) Gliquidon (Hypoglykämie) Glisoxepid (Hypoglykämie) Lovastatin (Rhabdomyolyse) Midazolam Nifedipin (Ödeme) Phenprocoumon (Senkung des Quick-Wertes) Pimozid Quinidin (Ototoxizität) Simvastatin (Rhabdomyolyse) Tacrolimus Terfenadin (Kardioarrhythmie) Triazolam Vincristin (Neurotoxizität) Warfarin (Senkung des Quick-Wertes)	Amphoterizin B Estradiol Levonorgestrol Rifampicin

berichtet worden. Eine Auswertung mehrerer klinischer Studien mit zusammen 1889 Patienten zeigte, dass die o. g. Nebenwirkungen in den Plazebogruppen (n=190) etwa in gleicher Häufigkeit beobachtet wurden wie in den Verumgruppen (s. Tab. 4.4). Studienabbrüche wegen Nebenwirkungen wurden bei 43 Patienten (3,4%) unter Itraconazol und bei 3 (1,6%) in den Plazebogruppen registriert. Ein Anstieg der Leberenzyme unter der Therapie wurde nicht gemeldet, lediglich bei kontinuierlicher Gabe von 200 mg/die stieg die Alaninaminotransferase bei 2,2% auf Werte 50 E/l und bei 1,3% auf 80 E/l an. In den Plazebogruppen waren es 1,0% bzw. 0,3%. Eine obligatorische Kontrolle der Transaminasen ist nicht erforderlich (De Doncker et al. 1998).

Wechselwirkungen

Enzyminduzierende Arzneimittel wie z. B. Phenytoin, Rifampicin u. a. können die Elimination von Itraconazol beschleunigen, ggf. ist der Itraconazol-Plasmaspiegel zu kontrollieren. Arzneimittel, die über Enzyme der Cytochrom-3A-Familie abgebaut werden, können in ihrem Abbau gehemmt und die Wirkung verstärkt bzw. verlängert werden. Gleiches gilt auch für die unerwünschten Nebenwirkungen. Zu diesen Arzneimitteln zählen: Terfenadin, Cisaprid, HMG-CoA-Reduktasehemmer, wie z. B. Lovastatin, Midazolam und Triazolam. Weiter sind hinzuzurechnen orale Antikoagulanzien, Digoxin, Ciclosporin, Methylprednisolon, Vinca-Alkaloide u. a.. Ggf. muss bei diesen Arzneimitteln eine Dosisreduktion vorgenommen werden. Nebenwirkungen sind sorgfältig zu beachten (Katz 1997). Die Tabelle 4-5 enthält die wichtigsten Medikamente, für die, auf Grund gemeinsamer Abbauwege, gegenseitige Beeinflussungen nachgewiesen sind bzw. theoretisch für möglich gehalten werden. Ob ein solches Ereignis eintritt, hängt von individuellen Faktoren, entscheidend aber auch von der Dosierung ab.

Handelspräparate

Itraconazol ist unter der Bezeichnung Sempera® als Kapsel zu 100 mg im Handel, Siros® (4 Kps. à 100 mg Itraconazol) steht zur Behandlung der Vaginalcandidose zur Verfügung.

4.4 Fluconazol

Ein weiteres Triazol-Antimykotikum ist Fluconazol. Die Substanz ist ein weißes kristallines Pulver, das in Wasser nur schwer löslich ist, löslich dagegen in Methanol, Azeton und wenig löslich in Äthanol.

Wirkungsmechanismus
Die Wirkung von Fluconazol auf die Pilzzelle ist ähnlich der Wirkung von Itraconazol (s. S. 93). Auch Fluconazol zeigt eine hohe Spezifität für Cytochrom-P-450 der Pilzzelle und hemmt nur sehr wenig Cytochrom-P-450-abhängige Enzyme der Säugerzellen. Dadurch erklärt sich das weitgehende Fehlen von Interaktionen mit Steroidhormonen, sein günstiges Verhalten hinsichtlich Medikamenteninteraktionen und evtl. seine geringe Hepatotoxizität.

Wirkungsspektrum
Bei der Untersuchung von Fluconazol auf seine antimykotische Wirkung zeigte sich, dass die Ergebnisse sehr stark von den gewählten Versuchsbedingungen abhängig sind. Zunächst kristallisierte sich eine hervorragende Wirksamkeit gegen Hefen der Gattung *Candida* und gegen *Cryptococcus neoformans* heraus. Die minimalen Hemmkonzentrationen gegen *C. albicans* wurden im Durchschnitt mit 0,39 µg/ml, gegen *Cr. neoformans* mit 1,25 µg/ml bestimmt. Die gegen Dermatophyten ermittelten MHK, z. B. gegen *M. canis* 9,4 µg/ml, gegen *T. mentagrophytes* gar 100 µg/ml und gegen *T. rubrum* 39 µg/ml, ließen eine klinische Wirksamkeit von Fluconazol gegen von Dermatophyten verursachte Krankheiten nicht erwarten. Tierversuche und klinische Beobachtungen zeigten aber bald, dass Fluconazol nicht nur gegen Hefepilzmykosen, sondern auch bei Dermatophytosen erfolgreich eingesetzt werden kann.

Zahlreiche Bemühungen zielen auf die Etablierung standardisierter Methoden zur Testung der Empfindlichkeit von Pilzen ab, zumal sich Fluconazol als wichtiges Medikament in der Intensivtherapie von Patienten mit hohem Mykoserisiko erwiesen hat (Schmalreck et al. 1996, Schmalreck und Fegeler, 1996, Tintelnot und Seibold, 1996). Die bislang erreichten Ergebnisse lassen erwarten, dass in Kürze ein diesbezüglicher Standard als Deutsche Industrie-Norm (DIN) verabschiedet wird.

Toxizität

Die akute Toxizität (LD 50) beträgt bei oraler Applikation für die Maus 1520 mg/kg KG und für die Ratte 1325 mg/kg; i.v. verabreicht sind es für beide Spezies 200 mg/kg KG. Während Dosen von 5 mg/kg KG von Maus und Ratte, sowie 2,5 mg/kg KG vom Hund reaktionslos über 6 Monate vertragen wurden, kam es bei 10 und 20 mg/kg KG zu einem leichten Anstieg der Transaminasen und bei der höchsten Dosierung auch des Lebergewichts. Alle beobachteten hepatischen Veränderungen waren innerhalb von 3 Monaten vollständig reversibel. Bei Ratten und Kaninchen beeinflussen hohe Dosen die Entwicklung der Feten und den Geburtsvorgang. Entwicklungsstörungen traten allerdings nur bei Dosierungen auf, die auch den mütterlichen Organismus schädigten oder Hormonveränderungen hervorriefen. Untersuchungen zur Mutagenität und zur Kanzerogenität verliefen sämtlichst negativ.

Pharmakokinetik

Fluconazol wird nach oraler Verabreichung fast vollständig und sehr rasch aus dem Gastrointestinaltrakt resorbiert. Die Bioverfügbarkeit beträgt bei Gabe der Kapseln 94%, die maximalen Plasmaspiegel stiegen über 1 µg/ml bei einer Einmaldosis von 50 mg. Die Spitzenkonzentration wird 30–90 min nach oraler Aufnahme erreicht. Nahrungsaufnahme verzögert die Resorption nur geringfügig. Mit steigender Dosis erhöhen sich die Fluconazol-Plasmaspiegel proportional. Die Plasmahalbwertzeit $t_{1/2}$ übersteigt 30 Stunden, die Elimination erfolgt in unveränderter Form zu 80% und als Metabolit zu 11% durch den Harn. Bei wiederholter Gabe wird das Steady state innerhalb von 4–5 Tagen erreicht. Fluconazol penetriert gut in praktisch alle Gewebeflüssigkeiten (intra- und extrazellulär) und steht dort zum größten Teil in ungebundener, therapeutisch aktiver Form zur Verfügung. Während die Wirkstoffkonzentrationen im Speichel, Sputum, in der Peritonealflüssigkeit und in der Vagina mit der Plasmakonzentration korrespondieren, liegen im Stratum corneum und im Urin 10fach höhere

Konzentrationen vor. Nach einer zwölftägigen Einnahme von 50 mg Fluconazol/die wurden am 12. Tag, etwa 4 Std. nach der letzten Einnahme, folgende Werte bestimmt: Serum 1,81 µg/ml, Schweiß 4,58 µg/ml, in der Kutis 2,77 µg/g und im Stratum corneum 73,0 µg/g. Damit erreicht Fluconazol zu diesem Zeitpunkt eine etwa 40fach höhere Konzentration im Stratum corneum als im Serum. Noch 1 Woche nach Therapieende waren 5,8 µg/g Fluconazol im Stratum corneum nachweisbar (Wildfeuer et al. 1994). Nach einer einmaligen oralen Dosis von 150 mg Fluconazol fanden sich 2,43 µg/g im Vaginalsekret (Houang et al. 1990).

Indikationen

Fluconazol ist für alle Pilzkrankheiten der Haut, hervorgerufen von Hefepilzen und Dermatophyten, indiziert, die auf eine alleinige topische Behandlung nicht oder nur unzureichend ansprechen. Hierzu zählen die Tinea corporis, die Pityriasis versicolor und die Tinea pedis, die chronische Candidaparonychie, die chronisch mukokutane Candidose und die Candidose der Mundhöhle und der Vagina. Zur Behandlung der Onychomykose ist Fluconazol in Deutschland z. Z. noch nicht zugelassen.

Die ersten Untersuchungen zur Wirksamkeit von Fluconazol betrafen die oropharyngeale Candidose, hauptsächlich bei HIV-positiven Patienten. Dupont und Drouhet (1988) behandelten 71 Patienten mit einer oropharyngealen Candidose mit 50 mg Fluconazol täglich. Bereits nach 5 Tagen war der klinische Soorbefund bei allen Patienten zurückgegangen, nach 7 Tagen waren auch die Glossitis und die Perlèche abgeheilt. Eine Eradikation von *Candida spp.* gelang nicht. Bei den HIV-positiven Patienten trat nach etwa 30 Tagen regelmäßig ein Rezidiv auf. Budtz-Jørgensen et al. (1988) prüften in einer doppelt-blinden Studie 50 mg/die Fluconazol gegen Plazebo für 14 Tage bei Patienten mit Prothesenstomatitis. Am Ende der Behandlungsphase war in der Verumgruppe ein signifikanter Rückgang der Entzündung der Gaumenschleimhaut feststellbar, aber 2–4 Wochen danach hatten fast alle Patienten ein Rezidiv. In der Plazebogruppe besserte sich bei keinem der Patienten der klinische Befund. Die Autoren betonen, dass neben der medikamentösen Behandlung eine mechanische Reinigung und antiseptische Behandlung der Zahnprothese unverzichtbar ist.

In einer offenen Multizenterstudie wurde die Wirksamkeit der Einmalgabe von 150 mg Fluconazol an 180 Patientinnen mit klinisch evidenter und mykologisch gesicherter Vaginalcandidose geprüft. Bei 92% der Patientinnen waren die Symptome 5–16 Tage danach vollständig geheilt und bei weiteren 5% deutlich gebessert. Bei einer Nachuntersuchung 27–62 Tage nach der Behandlung waren 84% der ursprünglich geheilten Patientinnen weiter symptomfrei, 6% gebessert und 10% erlitten ein Rezidiv.

Eine Vielzahl klinischer Studien belegt die ausgezeichnete Wirksamkeit von Fluconazol bei Dermatomykosen. Sehr hohe klinische und mykologische Heilungsraten wurden unabhängig davon erzielt, ob Dermatophyten oder Hefen als ursächliche Erreger vorlagen. So führten 50 mg/die bei 80% der Patienten mit einer Dermatomykose zur mykologischen und klinischen Heilung (De Cuyper et al. 1992). In einer Multizenter-Studie prüften Gupta et al. (1999) an 42 Patienten die Wirkung von Fluconazol bei der Tinea capitis. Die Haupterreger waren *T. tonsurans* und *T. violaceum*. Hier erwiesen sich 6 mg/kg KG (im Mittel 50 mg) für 2 Wochen als sehr effektiv. Die Heilungsrate am Ende der Nachbeobachtungszeit betrug 88%. In einer multizentrischen Doppelblindstudie wurden 178 Patienten mit einer Tinea corporis, Tinea cruris und Tinea pedis entweder mit 50 mg bzw. 100 mg/die Fluconazol oder mit 100 mg/die Itraconazol behandelt. Die Behandlungsdauer war auf 15 Tage bei der Tinea corporis und Tinea cruris und 30 Tage bei der Tinea pedis festgelegt. Die klinischen Heilungsraten betrugen bei 50 mg Fluconazol 85%, bei 100 mg 86,5% und mit Itraconazol 83%. Eine mykologische Heilung zeigten 81,4%, respektive 83,3% der mit Fluconazol und 67,9% der mit Itraconazol behandelten Patienten (Lospalluti et al. 1994). Nachdem sich die 50 mg-Dosis als gut wirksam erwiesen hatte, wurde ein Therapieschema mit 1× wöchentlich 150 mg Fluconazol an Patienten mit Tinea pedis geprüft. Klinische Heilung wurde am Ende der Behandlung (meist nach 3 Wochen) bei 45 von 61 Patienten (74%) festgestellt. 4 Wochen nach Therapieende waren 46 von 60 (75%) klinisch geheilt. Die mykologische Heilung konnte bei 52 von 60 (87%) nachgewiesen werden (Del Aguila et al. 1992). Suchil et al. (1992) prüften in einer offenen multizentrischen Studie die Wirksamkeit von 150 mg Fluconazol einmal pro Woche bei Tinea corporis und Tinea cruris sowie bei der kutanen Candidose. Patienten mit einer *C. albicans*- oder mit einer *E. floccosum*-Infektion benötigten im Durchschnitt zwei Dosen, Patienten mit einer *T. rubrum*-Infektion im Durchschnitt 3–4 Dosen. Klinische Heilung wurde am Ende der Behandlung bei 85 von 92 Patienten (92%) registriert, bei der Nachuntersuchung nach 4 Wochen waren 80 von 91 (88%) klinisch geheilt. Amichai und Shiri (1999) konnten die Wirksamkeit von Fluconazol bei der chronischen Candida-Paronychie zeigen. 50 mg/Tag für 3 Monate führten bei 14 von 15 Patienten zur vollständigen Heilung.

Umfangreiche Untersuchungen befassten sich mit der Wirkung von Fluconazol bei der Onychomykose. In einer Dosisfindungsstudie wurden 150, 300 und 450 mg Fluconazol einmal wöchentlich zur Behandlung der distalen subungualen Onychomykose der Fingernägel geprüft. Die klinischen Heilungsraten (vollständige Erscheinungsfreiheit) betrugen bei 150 mg 79% (62/78), bei 300 mg 90% (66/73) und bei 450 mg 92% (70/76). Die Rückfallquoten 6 Monate nach Abschluss der Behandlung wurden in gleicher Reihenfolge mit 3%, 3% und 1% registriert (Drake et al. 1998). Das gleiche Studienprotokoll bei der Onychomykose der Zehennägel erbrachte klinische Heilungen mit 150 mg pro Woche in 37% (27/73), mit 300 mg in 46% (33/72) und mit 450 mg in 48% (37/77). Die Unterschiede bezüglich der Heilungsraten in Abhängigkeit von der Dosis waren nicht signifikant (Scher et al. 1998). Fräki et al. (1997) behandelten in einer Multizenterstudie 114 Patienten mit 150 mg Fluconazol einmal pro Woche. Die Behandlungszeit erstreckte sich auf 5–12, im Mittel 9,25 Monate. Am Ende der Nachbeobachtungsperiode wurde eine Ansprechrate von 77% und eine komplette klinische Heilung von 54% registriert. Die mykologische Sanierung gelang in 76%. Montero-Gei et al. (1996) berichteten über die Ergebnisse einer offenen Studie mit weiteren 74 Patienten mit Onychomykose, die in gleicher Weise behandelt wurden. Die mittlere Behandlung betrug 33,1 Wochen bei Patienten mit Zehennagelmykose und 27 Wochen bei ausschließlichem Befall der Fingernägel. Die klinische Ansprechrate wurde am Ende der Behandlungszeit mit 97% ermittelt, geheilt waren 52% der Patienten. Nach 6 Monaten reduzierte sich die Ansprechrate auf 87%, dagegen stieg die Heilungsrate auf 72% an. Eine Eradikation der Erreger konnte in 79% erreicht werden.

Dosierung

Die Regeldosis zur Behandlung von Dermatomykosen beträgt 50 mg/die als Kapsel oder auch als Suspension. Zur Behandlung der oralen Candidose, im Zusammenhang mit einem schweren Immundefekt, sind höhere Dosen indiziert. Für die Behandlung der Vaginalcandidose wird eine Einmaldosis von 150 mg empfohlen.

Kontraindikationen

Gegenindikationen sind Überempfindlichkeit gegen Azolantimykotika und schwere Leberfunktionsstörungen. Bei eingeschränkter Nierenfunktion ist die Tagesdosis, entsprechend der Kreatinin-Clearance, zu reduzieren. Während einer Schwangerschaft und der Stillperiode ist Fluconazol kontraindiziert. Auch Kinder unter einem Jahr sollten mit Fluconazol wegen fehlender Erfahrungen noch nicht behandelt werden.

Nebenwirkungen

Wie bei allen Azolantimykotika können auch bei der Gabe von Fluconazol Übelkeit, Bauchschmerzen, Durchfall, Blähungen und auch Hautausschläge auftreten. Seltener werden Haarausfall, Kopfschmerzen, Krämpfe und periphere Nervenstörungen beobachtet. Bei einigen Patienten, besonders solchen mit schweren Grunderkrankungen wie AIDS und malignen Krankheiten, treten gelegentlich Veränderungen der hepatischen, renalen und hämatologischen Laborparameter auf. Diese sind daher engmaschig zu kontrollieren.

Wechselwirkungen

Die Azolderivate beeinflussen das Cytochrom-P-450-System. Die modernen Triazole, wie Fluconazol und Itraconazol besitzen eine hohe Spezifität für Cytochrom-P-450 der Pilzzelle und treten nur sehr wenig mit Cytochrom-P-450-abhängigen Enzymen der Säugerzellen in Wechselwirkung.

Folgende Interaktionen mit Medikamenten sind geprüft worden: Cimetidin ist ohne wesentlichen Einfluss auf die Plasmakonzentration von Fluconazol. Bei Fluconazoldosen 200 mg kann es zu einem Anstieg des Ciclosporin-Plasmaspiegels kommen. Diuretika haben keinen wesentlichen Einfluss auf die Plasmaspiegel von Fluconazol. Für Glibenclamid, Glipicid und Tolbutamid wurde ein signifikanter Anstieg des Wirkstoffs im Serum festgestellt, der zu hypoglykämischen Symptomen bei den Patienten führen kann. Eine Überwachung der Stoffwechseleinstellung ist angezeigt. Orale Kontrazeptiva werden in ihrer Wirksamkeit durch Fluconazol nicht beeinflusst, ebenso ist eine Kombination von Fluconazol mit Phenazon problemlos möglich. Bei einer täglichen Gabe von 200 mg Fluconazol kann der Phenytoin-Spiegel ansteigen, so dass eine Anpassung der Phenytoin-Dosis erforderlich werden kann. Rifampicin wiederum beeinflusst die Fluconazolplasmawerte, so dass eine Dosisanpassung erforderlich wird. 200 mg/die Fluconazol führen bei gleichzeitiger Gabe von Warfarin zu einem geringen Anstieg der Prothrombinzeit, d.h. zu einer Senkung des Quickwertes, so dass eine Anpassung der Dosis des Antikoagulanz erforderlich ist (Latza et al. 1990). Medikamente, die mit Fluconazol interagieren bzw. theoretisch eine Interaktion erwarten lassen, sind in der Tabelle 4-6 aufgeführt. Auch hier gilt, wie für Itraconazol schon angemerkt, die Dosisabhängigkeit. Da die für die Therapie von Dermatomykosen üblichen Fluconazoldosen wesentlich niedriger als die für Endomykosen sind, konnten bisher klinisch relevante Interaktionen unter der Fluconazolbehandlung von Mykosen der Haut nur sehr selten beobachtet werden.

Präparate

Fluconazol steht unter der Handelsbezeichnung Diflucan® als Kapsel mit 50, 100 und 200 mg Wirkstoff, als Diflucan® Derm-Kapseln zu 50 mg, als Lösung mit 50 mg Flucozanol/ml und als intravenöse Infusionslösung mit 100, 200 und 400 mg Wirkstoff zur Verfügung. Unter der Handelsbezeichnung Fungata® gibt es eine Einmaldosis von 150 mg Fluconazol zur Behandlung der Vaginalcandidose.

Tabelle 4-6. Arzneimittelinteraktionen mit Fluconazol. (Nach Katz 1997). Anmerkung: Ein Teil der Wechselwirkungen wird theoretisch angenommen, ohne dass sie bisher beobachtet worden sind.

Medikamente, die den Fluconazolspiegel erhöhen können:	Medikamente, die den Fluconazolspiegel senken können:
Amphotericin B	Carbamazepin
Diuretika	Cimetidin
Foscarnet	Phenytoin
Hydrochlorothiazid	Rifabutin
Pentamidin	Rifampin
Fluconazol kann den Blutspiegel bzw. die Wirkung folgender Medikamente erhöhen:	**Fluconazol kann den Blutspiegel bzw. die Wirkung folgender Medikamente senken:**
Alprazolam	Estradiol
Astemizol (Kardioarrhythmie)	Levonorgestrel
Chlorpropamid (Hypoglykaemie)	
Cisaprid (Kardioarrhythmie)	
Clarithromycin	
Ciclosporin	
Glipizid (Hypoglykaemie)	
Glibenclamid (Hypoglykaemie)	
Glibornurid (Hypoglykaemie)	
Glyburid	
Loratadin	
Midazolam	
Nortriptylin	
Phenytoin	
Pimozid (Kardioarrhythmie)	
Retinsäure	
Rifabutin	
Rifampin	
Ritonavir	
Terfenadin (Kardioarrhythmie)	
Theophyllin	
Tolbutamid (Hypoglykaemie)	
Triazolam	
Warfarin (Senkung des Quick-Wertes)	
Zidovudin	

4.5 Terbinafin

Stoffbeschreibung

Bei Terbinafin, einem Allylamin, handelt es sich um ein weißes, feinkristallines Pulver, die Wasserlöslichkeit ist sehr gering.

Wirkungsmechanismus

Die antimykotische Wirkung von Terbinafin ist auf eine spezifische Hemmung des Enzyms Squalenepoxidase zurückzuführen. Terbinafin greift damit bereits zu einem früheren Zeitpunkt in die Ergosterolbiosynthese ein als die Azole (s. Abb. 4.2). Die Squalenepoxidase ist kein Cytochrom-P-450-Enzym und ihre Hemmung durch Terbinafin ist hochspezifisch für Pilze (Ryder 1992). Terbinafin wirkt primär fungizid gegen Dermatophyten, Schimmelpilze, dimorphe Pilze und einige Hefen. Die fungizide Wirkung ist wahrscheinlich auf eine Akkumulation von toxisch wirkendem Squalen zurückzuführen. Die fungiziden Konzentrationen liegen im Bereich der minimalen Hemmkonzentrationen.

Wirkungsspektrum

Terbinafin wirkt gegen Dermatophyten, Hefen, Schimmelpilze und dimorphe Pilze. Bereits Konzentrationen von 0,001–0,06 µg/ml hemmen zunächst und töten bei längerer Einwirkungszeit die meisten Dermatophyten ab. Weniger empfindlich reagieren Hefen. Für *C. albicans* sind die MHK zwischen Werten von 6,25 und 128,0 µg/ml ermittelt worden. Wesentlich empfindlicher sind die Myzelformen von *C. albicans* sowie *Cr. neoformans* und *Malassezia furfur*. Für den Schimmelpilz *Scopulariopsis brevicaulis* wurde eine MHK von 0,5–8,8 µg/ml ermittelt, Aspergillus-Arten werden durch Terbinafin-Konzentrationen von 0,005–5,0 µg/ml im Wachstum gehemmt (Balfour und Faulds 1992).

Toxizität

Die akute Toxizität von Terbinafin wurde bei intravenöser Applikation bei der Maus und Ratte mit 200–300 mg/kg KG ermittelt. Bei oraler Gabe übersteigt die LD_{50} 4000 mg/kg KG. Die wiederholte Gabe von 30 mg/kg KG wurde von Ratten und Dosen von bis zu

25 mg/kg von Hunden ohne toxische Effekte vertragen. Mutagene und kanzerogene Effekte traten nicht auf, auch embryotoxische und teratogene Effekte waren bei Ratten und Kaninchen nicht nachweisbar.

Pharmakokinetik

Nach oraler Gabe wird Terbinafin zu mehr als 85% aus dem Magendarmtrakt resorbiert. Maximale Plasmaspiegel von durchschnittlich 1,1 µg/ml werden 1,3–2,0 Stunden nach oraler Gabe von 250 mg Terbinafin gemessen. Die Plasmahalbwertzeit beträgt 22–26 Stunden. Die Proteinbindung liegt bei 99%. Terbinafin unterliegt einer ausgeprägten Biotransformation. Folgende Hauptabbauwege sind bekannt:

a) N-Demethylierung am zentralen Stickstoffatom
b) Oxydation der endständigen Methylgruppen
c) Bildung eines Arenoxids und Hydrolyse zum entsprechenden Dehydrodiol.

Bislang wurden 15 Metaboliten identifiziert, die jedoch nicht mehr fungizid wirken. Sie werden zu 80% über den Urin und 20% mit den Faeces ausgeschieden (Jensen 1989). Obwohl Terbinafin nur in Form seiner Metaboliten über die Nieren ausgeschieden wird, kann es bei nierenkranken Patienten zu einer Verlängerung der Eliminationshalbwertzeiten kommen. C_{max} und AUC steigen bei diesen Patienten auf das 2–2,5fache an. Die Plasma-Clearance beträgt nur die Hälfte des Wertes von gesunden Patienten. Aus diesem Grund wird empfohlen, dass Patienten mit einem Plasmakreatinin >3 mg/dl (300 µmol/l) oder einer Kreatinin-Clearance unter 50 ml/min die Terbinafindosis halbieren sollen. Da Terbinafin in der Leber metabolisiert wird, kann es bei Patienten mit Lebererkrankungen zu einer Beeinträchtigung der Ausscheidung des Wirkstoffes kommen. Sofern eine Terbinafinbehandlung überhaupt indiziert ist, sollte bei Patienten mit einer schweren Leberfunktionsstörung die Dosis halbiert werden (Jensen 1990).

Die hohe Lipophilie von Terbinafin bedingt eine Anreicherung des Wirkstoffes in der Haut und im Fettgewebe. Die Verteilung in verschiedenen Hautkompartimenten während und nach einer 28-

tägigen Einnahme von 250 mg Terbinafin zeigte eine terminale Eliminationshalbwertzeit in verschiedenen Geweben von etwa 20 Tagen. Die höchsten Wirkstoffkonzentrationen wurden nach einer 12tägigen Applikation von Terbinafin im Sebum mit 45,1 µg/ml und im Stratum corneum mit 9,1 µg/g gemessen (Faergemann und Laufen 1993, Faergemann 1997). Dadurch ist gewährleistet, dass die Gewebskonzentration von Terbinafin noch über Wochen das Wachstum von Dermatophyten zu hemmen vermag. Zur Verteilung von Terbinafin in der Nagelsubstanz liegen Untersuchungen von Schatz et al. (1995) vor. Danach ist Terbinafin bereits eine Woche nach Beginn der Medikation im distalen Nagelende bei einem Teil der Versuchspersonen nachgewiesen worden. Die rasche Anreicherung von Terbinafin in der Nagelsubstanz, ist wahrscheinlich durch Diffusion in die Nagelplatte zu erklären. Nach einer 12wöchigen Behandlung von Patienten mit Onychomykose mit 250 mg/die waren maximale Wirkstoffspiegel in der distalen Nagelsubstanz in der 18. Woche mit 0,21–2,45 µg/g bei einem Medianwert von 0,96 µg/g gefunden worden. Noch in der 36. Woche war Terbinafin nachweisbar.

Indikationen

Terbinafin dient zur Behandlung durch Dermatophyten verursachter Pilzinfektionen der Haut, der Finger- und Zehennägel, ein Behandlungsversuch bei Mischinfektionen der Nägel mit Hefen ist erfolgversprechend.

In zahlreichen klinischen Studien wurde die Wirksamkeit von Terbinafin nachgewiesen. De Keyser et al. (1994) verglichen in einer doppelblinden, randomisierten Studie die Effizienz von Terbinafin (250 mg/die) mit der von Itraconazol (100 mg/die) an 355 Patienten mit Tinea pedis. Die Behandlungsdauer betrug 2 Wochen. 6 Wochen nach Therapieende waren in der Terbinafingruppe 94,1% der Patienten klinisch geheilt und 86,3% mykologisch negativ, in der Itraconazolgruppe waren es 72,7% und 54,5%.

Hamm et al. (1999) prüften in einer doppelblinden, randomisierten Studie die Kurzzeitbehandlung der Tinea capitis mit Terbinafin. Verglichen wurde die 7tägige mit der 14tägigen Medikation. War *M. canis* der Erreger (n=12), konnte nur 1 Patient nach 7tägiger

Therapie geheilt, alle anderen Patienten mussten weitere 4 Wochen mit Terbinafin behandelt werden. Infektionen durch *T. tonsurans* oder andere *Trichophyton spp.* heilten nach einer einwöchigen Medikation zu 56% (5/9) bzw. einer zweiwöchigen zu 86% (12/14) ab. Obwohl Terbinafin auch gegen *M. canis* in sehr niedrigen Konzentrationen im Nanogrammbereich fungizid wirkt, führt doch die Kurzzeitbehandlung der Mikrosporie nicht zum Erfolg, wahrscheinlich wegen des ektotrichen Infektionstyps.

Balfour und Faulds (1992) geben eine Übersicht über die Ergebnisse von mehreren Studien, in denen Terbinafin bei verschiedenen Hautmykosen geprüft wurde. Von 8 zitierten Studien berichten nur 2 von kompletter Heilung. In den übrigen Studien wird die „Effektivität" bewertet. Bei der Tinea corporis erzielten del Palacio Hernanz (zit. nach Balfour und Faulds 1992) mit Terbinafin in 64% komplette Heilung und mit Griseofulvin (1000 mg/die) in 80%. Die Behandlungsdauer ist mit ≤6 Wochen angegeben. Savin (1989) verglich die Wirkung von Terbinafin (250 mg/die) mit Griseofulvin (500 mg/die) bei Tinea pedis und konnte bei mit Terbinafin behandelten Patienten in 75% komplette Heilung und in 100% mykologische Sanierung erreichen, für die Griseofulvingruppe waren es 25% respektive 55%, bei einer Behandlungsdauer von 6 Wochen. Die in der o. g. Zusammenstellung angegebenen Ansprechraten auf Terbinafin bei den verschiedenen Tineaformen schwanken zwischen 65 und 95%.

Zur Behandlung der Onychomykose sind zahlreiche Vergleichsstudien durchgeführt worden. De Cuyper und Hindryckx (1999) berichten über Langzeitergebnisse nach der Behandlung von Onychomykosen der Zehennägel. In der 72. Woche nach Beginn einer 12wöchigen Terbinafinbehandlung waren 94% (60/64) und nach einer 24wöchigen Therapie 92% (75/82) der Patienten geheilt. Mehr als 12 Monate später wurden in der 12-Wochengruppe bei 11% und in der 24-Wochengruppe bei 6% der Patienten Rezidive registriert. Bräutigam et al. (1995) behandelten in einer randomisierten Doppelblindstudie 195 Patienten entweder mit 250 mg Terbinafin oder mit 200 mg Itraconazol täglich für 12 Wochen. Die mykologische Heilungsrate betrug 52 Wochen nach Beginn der Therapie in der Terbinafingruppe 81% (70/86) und in der Itraconazolgruppe 63%

(53/84). Eine vollständige Heilung konnte bei 69% der mit Terbinafin behandelten und bei 61% der mit Itraconazol behandelten Patienten beobachtet werden. Eine weitere randomisierte Doppelblindstudie verglich die kontinuierliche Terbinafingabe über 12 oder 16 Wochen mit einer intermittierenden Itraconazolgabe, wobei 3 bzw. 4 Pulse verabreicht wurden. Die Ergebnisse dieser Studie sind in der Tabelle 2-5 (s. Kap. 2.6) wiedergegeben. Gupta und Lambert (1999) unterzogen 20 Studien mit insgesamt 1393 Patienten, bei denen Terbinafin zur Behandlung der Onychomykose eingesetzt wurde, einer gemeinsamen Analyse. Die durchschnittliche mykologische Heilungsrate beträgt 77,2%±4% und die klinische Ansprechrate 75,3±3%. Die Rückfallrate wird mit 15% angegeben.

Dosierung

Empfohlen wird die Behandlung mit 250 mg Terbinafin, morgens oder abends, vor oder nach den Mahlzeiten einzunehmen. Eine Dosisanpassung ist bei älteren Patienten nicht erforderlich. Eine Dosisreduktion auf die Hälfte bei Leberfunktionsstörungen oder eingeschränkter Nierenfunktion (Kreatinin-Clearance ≤50 mg/min) wird empfohlen. Die Behandlungsdauer für Patienten mit Onychomykose beträgt in der Regel 3 Monate, bei den anderen Tineaformen wird die Regelbehandlungszeit mit 4–6 Wochen angegeben.

Bei der Behandlung der Onychomykose mit Terbinafin sollte das gesunde Nachwachsen der Nagelplatte in 4-wöchigen Abständen kontrolliert werden. Wandert die Grenze vom Gesunden zur mykotisch veränderten Nagelplatte nach proximal, bzw. sistiert das Fortschreiten der Gesundung, ist es sinnvoll, nochmals eine 4–8-wöchige Behandlungsphase einzuschalten. Spätestens dann sollten die befallenen und noch Pilze enthaltenden Anteile des Nagels atraumatisch oder aber mittels Fräse entfernt werden.

Kontraindikationen

Wegen der noch fehlenden Erfahrungen sollte Terbinafin bei Kindern nicht eingesetzt werden. Während der Schwangerschaft und der Zeit des Stillens ist Terbinafin kontraindiziert.

Nebenwirkungen

Kopfschmerzen, gastrointestinale Beschwerden, wie Übelkeit, leichte Bauchschmerzen und Diarrhoe sowie reversible Transaminasenerhöhungen können auftreten. Eine seltene, aber für Terbinafin typische Nebenwirkung, sind Geschmacksstörungen, die in der Regel innerhalb von 15 Wochen, in Einzelfällen aber auch erst nach 2 Jahren sich wieder vollständig zurückbilden. Bei Auftreten dieser Nebenwirkung ist die Behandlung mit Terbinafin sofort abzubrechen. Veränderungen des Blutbildes, wie Neutropenie oder Thrombozytopenie, sind in Einzelfällen gefunden worden. Die Auswertung zahlreicher Studien bezüglich registrierter Nebenwirkungen nach Behandlung mit Terbinafin ergab folgendes: Von 25884 Patienten, die im Durchschnitt 13,2 Wochen mit Terbinafin behandelt wurden, berichteten 2717 (10,5%) über unerwünschte Wirkungen, 4,9% über Magen-Darmprobleme und 2,3% über Hautausschläge. Diese betrafen in 0,4% ein Exanthem, in 0,3% einen Pruritus und in je 0,2% eine Urticaria bzw. ein Ekzem. Bei insgesamt 186 Patienten (0,72%) trat eine Störung des Geschmacksinnes auf. In 97 Fällen handelte es sich um eine Geschmacksveränderung, in 84 Fällen um einen Geschmacksverlust. Bei 5 weiteren Patienten wurden Störungen des Geruchsinns registriert. Schwere Reaktionen wurden 115mal gemeldet, davon ließen sich nur 8 wahrscheinlich und weitere 4 möglicherweise mit der Terbinafineinnahme in Zusammenhang bringen. (O'Sullivan 1999).

Allergische Hautreaktionen sind zwar selten, aber in besonders schwerer Form wiederholt nach der Einnahme von Terbinafin beschrieben worden. In einer Übersichtsarbeit zu Nebenwirkungen von Terbinafin geben Suhonen und Neuvonen (1997) bezüglich schwerer Hautreaktionen folgende Zahlen an: In der bereits erwähnten Analyse von 25884 Patienten wurden 6 Fälle mit einem Erythema exsudativum multiforme gesehen. Zusätzliche Fälle sind in der Literatur beschrieben worden. Meistens handelt es sich um eine milde Verlaufsform, die nach 1–2 Wochen spontan wieder abheilte, mit oder ohne Kortikosteroidbehandlung. Als schwerste Hautreaktionen nach Terbinafin sind das Stevens-Johnson-Syndrom und die toxische epidermale Nekrolyse (Lyell) beschrieben worden, die allerdings außerordentlich selten vorkommen. Nach einer Recherche der o. g. Autoren seien unter 5 Mio Patienten, die mit Terbinafin behandelt wurden, 14 Fälle eines Stevens-Johnson-Syndroms und 7 Fälle einer toxischen epidermalen Nekrolyse aufgetreten. Hieraus errechnet sich eine theoretische Frequenz von 1:350000 respektive 1:700000. Solche schwerwiegenden Ereignisse bedürfen in jedem Falle einer stationären Intensivbehandlung. Die toxische epidermale Nekrolyse kann tödlich verlaufen. Suhonen und Neuvonen (1997) betonen die Möglichkeit, dass die Gefahr für eine solche schwere Hautreaktion ansteigt, wenn neben Terbinafin gleichzeitig eine antiepileptische Medikation gegeben wird. Unter die leichteren Hautreaktionen ist das sehr selten beobachtete fixe Arzneimittelexanthem nach Terbinafineinnahme einzustufen. In Großbritannien ist es 8 mal gemeldet worden.

Agarwal et al. (1999) berichten über eine 48jährige Patientin, die nach 5tägiger Einnahme von 250 mg/die Terbinafin ein akutes Leberversagen erlitt, das durch Lebertransplantation erfolgreich behandelt werden konnte.

Wechselwirkungen

Die Ausscheidung von Arzneimitteln, die über Cytochrom-P-450 metabolisiert werden, wird durch Terbinafin allenfalls geringfügig verändert. Bei gleichzeitiger Einnahme von Medikamenten, die den Metabolismus fördern, wie z. B. Rifampicin, kann die Plasma-Clearance von Terbinafin erhöht werden. Cimetidin und Terfenadin erhöhen, Niacin und Rifampin sowie Rifampicin senken den Terbinafinplasmaspiegel. Die Kombination Ciclosporin-Terbinafin ist unproblematisch.

Handelspräparat

Terbinafin ist unter der Bezeichnung Lamisil® als Tablette zu 250 mg im Handel. Daneben gibt es eine 1%ige Lamisil®-Creme (s. Kap. 5.5).

5 Lokalantimykotika

Mykosen der Haut und der hautnahen Schleimhäute sollten vom Grundsatz her zunächst topisch behandelt werden. Eine gute Freisetzung des Wirkstoffs aus der Grundlage vorausgesetzt, lassen sich am Ort der Infektion wesentlich höhere Konzentrationen erzielen, als das bei oraler oder parenteraler Applikation über den Blutweg möglich ist. Weiter ist das Risiko unerwünschter Nebenwirkungen ungleich geringer. Trotzdem gibt es Mykosen der Haut, die sich erfahrungsgemäß topisch nicht oder mit nur geringer Erfolgsrate heilen lassen. Hierzu zählen z. B. die Tinea capitis microsporica und die Tinea unguium. Einzelheiten sind in den klinischen Kapiteln nachzulesen. Auch bei Beachtung der Indikationen und Kontraindikationen sowie der Anwendungshinweise für das jeweilige Lokaltherapeutikum bleiben Misserfolge nicht aus. Diese können jedoch eingeschränkt werden, wenn man folgende **Grundregeln der antimykotischen Lokaltherapie** beachtet:

- Das verordnete Antimykotikum ist je nach Präparat ohne Unterbrechung 1 oder 2mal täglich auf **alle** erkrankten Hautpartien aufzutragen.
- 2–3 cm der klinisch gesunden Haut um den Mykoseherd sind in die Lokalbehandlung einzubeziehen, da sich auch hier lebende Pilzelemente befinden.
- Nach der klinischen Heilung muss die Behandlung noch 2–3 Wochen konsequent weitergeführt werden, da zahlreiche Antimykotika nur fungistatisch wirken und in der Haut ruhende Pilzelemente nicht geschädigt werden. Nach Absetzen der Behandlung können diese wieder auskeimen und ein Rezidiv verursachen. Bei Weiterbehandlung werden sie am Wachstum gehindert und durch den normalen Regenerationsprozess der Haut schließlich abgestoßen.

- Jede Mykosebehandlung sollte durch wirksame Desinfektionsmaßnahmen der Kleidungsstücke, wie z. B. der Schuhe und Strümpfe, ergänzt werden.
- Die Patienten sind eingehend über diese Grundregeln aufzuklären und zur Mitarbeit zu motivieren.

Im Falle des Versagens der Behandlung sollte der Arzt seine Diagnose kritisch hinterfragen.
- Ist die Diagnose durch den kulturellen Erregernachweis gesichert?
- Ist das eingesetzte Antimykotikum dem Erreger adäquat gewählt?
- Ist der Patienten über die Behandlung genau informiert?
- Hat der Patient alle Anweisungen auch wirklich beachtet?

! **Die häufigste Ursache für Therapieversager ist die zu frühe Beendigung der Behandlung nach Abklingen der akuten Symptome.**

5.1 Azole

5.1.1 Clotrimazol

Clotrimazol ist eine farblose, kristalline Substanz, die in Wasser praktisch unlöslich ist, schwach basisch reagiert und mit anorganischen und organischen Säuren stabile Salze bildet. Im sauren Milieu (pH 4) tritt langsam Hydrolyse ein. Die Wirkungsintensität ist im Bereich pH 5,5 bis 7,2 konstant (Plempel et al. 1969).

Wirkungsmechanismus

Clotrimazol reagiert primär mit Phospholipiden der Pilzzellmembran und führt, wie alle Azole, zur Störung der Ergosterolbiosynthese. Voigt (1976) konnte an einzelnen Sprosspilzzellen, die er als Ruhe- oder Dauerformen deutete, unter Einwirkung von Clotrimazol keine elektronenoptischen Veränderungen feststellen. An sich teilenden *C. albicans*-Zellen fand er dagegen bereits nach 3 Std. Einwirkungszeit von Clotrimazol in der Vagina elektronenoptisch stark vergrößerte Vakuolen. Im Zytoplasma erschienen optisch dichte Substanzen. Die Plasmamembranen wölbten sich in das Zellinnere vor. Nach 6 Std. war ein großer Teil der Pilzzellen lysiert.

Wirkungsspektrum
Es erfasst Dermatophyten, Hefen, Schimmelpilze, grampositive Bakterien und Trichomonaden. Die MHK beträgt 0,02–4,0 μg/ml für Dermatophyten und Hefen (Plempel und Bartmann 1972), auf Trichomonas vaginalis wirken 100 μg/ml tödlich.

Clotrimazol wirkt fungistatisch, in höheren Konzentrationen partiell fungizid. Experimentelle Hinweise für eine Resistenzentwicklung gegen Clotrimazol konnten nicht erbracht werden (Plempel und Bartmann 1972).

Eine Kombination mit Glukokortikosteroiden bzw. antibakteriellen Antibiotika führt zu keiner gegenseitigen Beeinflussung der Wirkung (Raab 1980).

Toxizität
Für die Maus wurde eine orale LD_{50} von 761 mg/kg KM, für die Ratte von 708 mg/kg KM und für Kaninchen von 1000 mg/kg KM ermittelt (Tettenborn 1972, 1974). Eine teratogene Wirkung war weder bei Mäusen, Ratten noch bei Kaninchen feststellbar, ebenso blieb die Fertilität unbeeinflusst. Der Dominant-Letal-Test ergab keine Hinweise auf mutagene Wirkungen.

Die ersten klinischen vielversprechenden Berichte über eine orale Wirksamkeit bei Endomykosen und Sycosis barbae blastomycetica haben sich jedoch nicht bestätigt, da Lebermikrosome Clotrimazol zu unwirksamen Abbauprodukten metabolisieren. Durch eine Selbstinduktion beschleunigt Clotrimazol zudem seinen eigenen Abbau ganz erheblich (Plempel. 1976).

Pharmakokinetik
Mit ^{14}C-markiertem Wirkstoff war eine gute Penetration in die Haut nachweisbar. Im Stratum corneum waren bis zu 200 μg Wirkstoff/cm^3, im Stratum spinosum maximal 30 μg/cm^3 und im Korium bis zu 2 μg/cm^3 nachweisbar. Damit übersteigen zumindest in der Epidermis die Clotrimazolkonzentrationen deutlich die MHK

für pathogene Pilze. Nur sehr geringe Wirkstoffmengen gelangen durch die Haut in die Zirkulation (Patzschke et al. 1976).

Indikationen

Als Lokaltherapeutikum hat sich Clotrimazol bei Tinea manuum et pedum, Tinea corporis und capitis, Pityriasis versicolor, Candidosis interdigitalis, intertriginöser und vulvovaginaler Candidose, der Balanoposthitis candidomycetica, der Otomykose, Trichomonadenkolpitis und Erythrasma (keine Mykose!) bewährt.

An 721 Patienten erwies sich Clotrimazol in Creme und Lösung als gut wirksam und verträglich. In 17 Fällen wurde wegen akuter Befundverschlechterung die Therapie abgebrochen. Bei 3 Patienten war der Epikutantest positiv (Freis, 1972). Weuta (1972) ermittelte bei Anwendung von Clotrimazol-Creme bzw. -Lösung eine Heilungsrate von 57% bzw. 54% und eine deutliche Befundverbesserung bei weiteren 33% bzw. 41% der Patienten (n=1021 bzw. 647). In einer Doppelblindstudie erzielte Male (1976) mit Clotrimazol und Tolnaftat gleich gute Behandlungsergebnisse (Heilung bei 80% der Clotrimazol-Gruppe und 74% der Tolnaftat-Gruppe, Besserung bei weiteren 14% bzw. 26%).

Polemann (1974) und Gip (1974) erzielten bei Pityriasis versicolor in nahezu 100% der Fälle Heilung. Auch bei *T. violaceum*-Infektionen des behaarten Kopfes bei farbigen Kindern in Südamerika erwies sich Clotrimazol-Creme als wirksam. Vaginalmykosen wurden bei Heilungsraten von 87 bis 89% erfolgreich mit Clotrimazol-Vaginaltabletten, die 100 mg Wirkstoff enthielten, behandelt. Über eine Studie, die als „Wuppertaler Modell" bekannt wurde, berichtete Schnell (1975). Schwangeren wurde ca. 4 Wochen vor der Entbindung eine Packung Clotrimazol-Vaginaltabletten mit der Anweisung ausgehändigt, an 6 aufeinander folgenden Abenden je 1 Tablette in die Vagina einzuführen. Die Kontaminationsrate der Vagina mit *C. albicans* ante partum sank von 28% auf 8%. Bei den entsprechenden Neugeborenen wurde post partum in 2,7%, am 3. Lebenstag in 3% und am 5. Tag in 4,6% eine Sprosspilzkolonisation ermittelt. Im Vergleichskollektiv waren die Werte in gleicher Reihenfolge: 19%, 9% bzw. 13%.

Handelspräparate

Clotrimazol ist Bestandteil zahlreicher Fertigarzneimittel, die als Creme, Lösung, Pumpspray, Vaginalcreme, Vaginaltabletten u. a. angeboten werden. Beispielhaft genannt seien hier Canesten®, Canifug®, Fungiderm®, Mykotug®, Mykofungin® und Imazol®.

5.1.2 Miconazol

Miconazol ist ein weißes kristallines Pulver, praktisch unlöslich in Wasser und wenig löslich in organischen Lösungsmitteln, wie z. B. Methanol, Ethanol, gut löslich dagegen in Chloroform.

Wirkungen

Der Wirkungsmechanismus entspricht dem der Azole generell. Das Wirkungsspektrum ist für die wichtigsten Pilzarten aus der Tabelle 5-1 zu ersehen. Hervorzuheben ist seine gute Wirksamkeit gegen *Malassezia furfur*, hier beträgt die MHK 0,1 µg/ml.

Toxizität

Die orale LD_{50} wird von van Cutsem und Thienpont (1972) für Maus und Ratte mit ca. 600 mg/kg KM angegeben. Bei einmaliger i.v.-Injektion beträgt die LD_{50} für die Ratte 45 mg/kg KM, (Heel et al. 1980). Studien zur chronischen Toxizität zeigten nur bei höheren Dosen einen Anstieg der Lebermasse und leichte histopathologische Veränderungen an Leber und Nieren (Heel et al. 1980).

Eine embryotoxische oder teratogene Wirkung konnte bei Ratten nicht festgestellt werden. Ebenso blieb die Fertilität männlicher Ratten unbeeinflusst.

Miconazol war ursprünglich zur systemischen Anwendung vorgesehen, die Miconazolbase war in Cremophor EL gelöst und als i.v.-injizierbares Therapeutikum verfügbar. Wegen seines langsamen Wirkungseintritts, der einen Einsatz als Notfalltherapeutikum ausschließt, und wegen gravierender Nebenwirkungen wird Miconazol heute praktisch nur noch zur topischen Behandlung verwendet.

Tabelle 5-1. Minimale Hemmkonzentrationen (MHK) in µ/ml einiger topischer Antimykotika

	Clotrimazol (Plempel u. Bartmann 1972)	Miconazol (Van Cutsem u. Thienpont 1972)	Econazol (Thienpont et al. 1975)	Isoconazol (Keßler 1979)	Bifonazol (MHK-90%, Plempel et al. 1983)	Tioconazol (Marriot et al. 1983)	Ciclopiroxolamin (Dittmar u. Lohaus 1973)	Amorolfin (Polak 1993)
Dermatophyten								
T. rubrum	0,02–1	1	0,1–1	0,2	1–2	0,1–1,56	0,98–1,95	<0,001–0,13
T. mentagrophytes	0,02–1	0,1	0,01	0,3	1–2	0,1–1,56	1,95–3,9	0,001–0,13
T. verrucosum	1	1	0,1	0,4	1–2		1,95	-
M. canis	0,1–	1,0–10	0,1–1	0,1–0,8	1–2	0,2–3,12	1,95–3,9	0,01–0,1
E. floccosum	0,1–1	0,1	0,01	1,6	1–2	0,1	0,98–1,95	0,03–6,2
Hefen								
C. albicans	0,02–1-4	10	100	6,3	1–4(–16)	0,78–12,5	0,98–3,9	0,001–>100
C. tropicalis	1	100		6,3	1–4(–16)		1,95–3,9	0,001–>100
C. parapsilosis	1	10	10	1,2	1–4(–16)		3,9	0,003–30
C. glabrata		100	100	1,5	1–2(–4)		1,95	0,06–>100
Cr. neoformans			10		-		1,95	0,001–8
Schimmelpilze								
Asperg. fumigatus	1	10	1	0,8	1–2		1,95–3,9	30–>100
Aspergillus spp	1	10–100	1–10	0,4–6,3	1–2(–4)		1,95–15,6	3–>100
Scop. brevicaulis		1000	1–1000				-	0,55

Indikationen

Miconazol ist als Salbe, Paste und Lösung zur Behandlung von Infektionen der Haut und Schleimhäute mit Hefepilzen, vor allem *C. albicans* und Dermatophyten, geeignet. Die handelsüblichen Präparate enthalten 2% Miconazol-Nitrat und werden zweimal täglich angewendet.

Nebenwirkungen

Allergische Reaktionen sind vereinzelt beschrieben worden (Mücke 1980, Jelen 1982). Kreuzallergien zwischen verschiedenen Imidazol-Antimykotika sind möglich, aber nicht obligatorisch.

Handelspräparate

Miconazol (2%ig) ist in Cremes, Lösungen, Puder, Vaginalovula, Zinkpaste und Mundgel enthalten. Als Beispiele seien genannt: Daktar®, Derma-Mykotral®, Gyno-Daktar®, Infectosoor®; Mykoderm®.

5.1.3 Andere topisch angewandte Azole

Bifonazol

Bifonazol wirkt gegen Dermatophyten primär fungizid, gegen Hefen und Schimmelpilze fungistatisch. Die MHK beträgt 1–2 µg/ml für Dermatophyten und 1–16 µg/ml für Hefen (s. Tab. 5-1). Mittels ^{14}C-markiertem Bifonazol wurde die Penetration des Wirkstoffes in die Haut bestimmt. Im Stratum corneum waren bis zu 1000 µg/ml, in der Epidermis 20–150 und im Stratum papillare 5 µg/ml des Wirkstoffes nachzuweisen (Patzschke et al. 1983). Die Halbwertzeit in der oberen Hautschicht beträgt 19 Stunden. In klinischen Studien hat sich Bifonazol gegen alle Tineaformen als wirksam erwiesen. Zur Behandlung der Onychomykose wurde eine Salbe mit 40% Harnstoff und 1% Bifonazol entwickelt. Mit dieser Salbe lassen sich die infizierten Nagelplatten atraumatisch entfernen. Die weitere Behandlung erfolgt topisch mit Bifonazol-Lösung oder -Creme. Worret (1989) konnte mit dieser Behandlung bei 25 von 39 Patienten (64,1%) klinische und mykologische Heilung erzielen, bei 8 weiteren Patienten kam es zu einer deutlichen Besserung.

Handelspräparat. Bifonazol ist unter den Bezeichnungen Bifomyk®, Bifon® und Mycospor® Creme, Lösung, Pumpspray und Nagelset, das die Bifonazol-Harnstoffsalbe und zusätzlich Instrumente zur Ablösung der Nägel enthält, im Angebot.

Croconazol

Croconazol ist ein Imidazol-Abkömmling mit fungistatischer Wirkung. Das Wirkspektrum umfasst Dermatophyten, Hefen und Schimmelpilze, daneben auch einige grampositive Bakterien. Aufgrund seiner guten Penetrationseigenschaften verweilt der Wirkstoff lange Zeit in der Haut, so dass eine nur einmalige Applikation am Tag ausreicht. Neben seiner guten antimykotischen Wirkung ruft Croconazol antiphlogistische Effekte hervor.

Handelspräparat. Pilzcin®-Creme und Gel.

Econazol

Econazol ist strukturell mit Miconazol eng verwandt. Es wirkt gegen Dermatophyten, Hefepilze (s. Tab. 5.1), in geringem Maße gegen *Aspergillus spp. Alternaria* sowie gegen *Scopulariopsis brevicaulis*, fungistatisch. Nach Applikation einer 1%igen Salbe bei Menschen konnten Schaefer und Stüttgen (1976) in 1 g Epidermisgewebe bis zu 20 µg Econazol und im Korium bis zu 1,5 µg/g nachweisen. Die in der Hornschicht gemessenen Konzentrationen liegen deutlich über dem MHK für die meisten pathogenen Pilze.

Indikationen. Econazol eignet sich zur Behandlung von Dermatophyten- und Hefepilzinfektionen der Haut, von Vaginalmykosen und der Pityriasis versicolor.

Handelspräparate. Epi-Pevaryl® als Creme, Lotio, Puder, P. v.-Lösung, Spray-Lösung. Weiter als Gyno-Pevaryl®, Depot-Ovulum, Ovula und Creme.

Fenticonazol

Fenticonazol zählt zu den Imidazol-Antimykotika mit fungistatischer Wirkung. Das Wirkungsspektrum umfasst Dermatophyten, Hefen und die wichtigsten Schimmelpilze. Fenticonazol weist gegenüber *Microsporumarten* relativ hohe MHK-Werte auf, so dass hier eine Erregerlücke bestehen könnte.

Handelspräparate. Lomexin®Creme, -Lösung und -Pumpspray, zusätzlich gibt es Fenizolan®Vaginal-Ovula mit 600 mg Wirkstoff.

Isoconazol

Isoconazol ist ein Isomer des Miconazols. Sein Wirkungsspektrum umfasst Dermatophyten, Hefen und Schimmelpilze sowie einige grampositive Bakterien. Der Wirkungstyp ist primär fungistatisch, die MHK liegen für die meisten pathogenen Pilze zwischen 0,1 und 6,3 µg/ml (s. Tab. 5-1, Keßler 1979). Nolting und Lange (1980) verglichen in einer randomisierten Doppelblindstudie Isoconazolnitrat-Creme mit der Kombination Isoconazol 1%ig /Diflucortolon-valerat 0,1%ig. Diese Kombination führt vor allem bei entzündlichen Mykosen zur raschen Besserung.

Handelspräparate. Isoconazol ist als Travogen®-Creme und Spray im Handel.

Ketoconazol

Die ausführliche Besprechung der Substanz erfolgte bereits im Kapitel 4.2. Ketoconazol dient als 2%ige Lösung oder Creme auch zur topischen Therapie, als besonders wirksam hat es sich bei der Pityriasis versicolor bzw. der seborrhoischen Dermatitis erwiesen.

Handelspräparate sind Nizoral®-Creme, Terzolin®-Creme und -Lösung. Die Lösung enthält waschaktive Substanzen zur Kopfwäsche.

Omoconazol

Omoconazol ist ein weiteres fungistatisches Imidazol-Antimykotikum. Seine Wirksamkeit erstreckt sich gegen Dermatophyten, Hefen und einige Schimmelpilze. Omoconazol-Nitrat penetriert sehr gut in die oberen Hautschichten. In der Hornschicht wurden 2 Stunden nach Auftragen 6126,0 µg/ml Gewebe nachgewiesen, nach 5 Stunden waren es noch 3688,0 µg/ml. In der lebenden Epidermis fanden sich nach 2 Stunden 22,3 und nach 5 Stunden 40,9 µg/ml Gewebe. In klinischen Studien mit einer 1%igen Omoconazol-Creme bei Mykosen der Haut, hervorgerufen von Dermatophyten und Hefen (vor allem *C. albicans* und *Malassezia furfur)* wurden nach 35 Tagen über 80% der Patienten geheilt (NN Fungisan Produktprofil 1994).

Handelspräparat. Fungisan®-Creme

Oxiconazol

Oxiconazol wirkt fungistatisch auf Dermatophyten, Hefen und Schimmelpilze. Auch gegen grampositive Bakterien ist Oxiconazol wirksam. Die Substanz penetriert sehr gut in die Haut und in den Nagel. Nach Applikation einer Oxiconazol-Lösung auf den Nagel wurden auf der dorsalen Nagelplatte 150 µg/ml, auf der ventralen Seite in 700 µm Tiefe 50 µg/ml und im Nagelbett noch 80 µg/ml gemessen (Stüttgen und Bauer 1982). In klinischen Studien wurden Heilungsraten von ca. 90% erzielt (Ramelet und Walker-Nasir 1987).

Handelpräparate. Myfungar®-Creme, Lösung, Pumpspray, Puder, Vaginaltabletten und Kombipack sowie Oceral® GB-Creme und Lösung sind im Handel erhältlich.

Sertaconazol

Aus der Reihe der Imidazol-Antimykotika erwies sich ferner Sertaconazol, eine stark lipophile Substanz mit fungiziden Eigenschaften, zur Behandlung von Mykosen der Haut, verursacht von Dermatophyten, Hefen und Schimmelpilzen, als geeignet. Die minimalen Hemmkonzentrationen für Dermatophyten liegen bei 0,3–4 µg/ml, für Sprosspilze bei 0,09–0,61 µg/ml und für opportunistische Schimmelpilze (*Scopulariopsis brevicaulis)* bei 0,36–25 µg/ml (Artiga 1994).

In einer randomisierten Doppelblindstudie wurde eine 2%ige Sertaconazol-Creme mit einer 2%igen Miconazol-Creme bezüglich ihrer Wirksamkeit bei Dermatophytosen geprüft. Die mykologischen Heilungsraten betrugen in der Sertaconazolgruppe 98% und in der Miconazolgruppe 90,3%. Rezidive traten bei 13 Patienten der mit Sertaconazol und bei 33 der mit Miconazol behandelten Patienten auf. Die Verträglichkeit der Creme war sehr gut (Gutiérrez 1994).

Sertaconazol wird als 2%ige Creme angeboten. Sie ist 2× täglich auf die erkrankten Hautareale aufzutragen. Als durchschnittliche Behandlungsdauer werden 4 Wochen empfohlen.

Handelspräparat. Zalain®-Creme

Tioconazol

Die einzige schwefelhaltige Substanz aus der Gruppe der Azole, wirkt bei längerer Einwirkzeit (24–36 h) fungizid. Das Wirkungsspektrum umfasst Dermatophyten, Hefen und Schimmelpilze, daneben auch einige grampositive Bakterien und den Erreger des Erythrasma (*Corynebacterium minutissimum*). Im Rahmen einer offenen klinischen Studie wurden Tioconazol-Creme und -Lotio an 73 Patienten mit Mykosen, hervorgerufen von Dermatophyten und Hefen, erprobt. Klinisch und mykologisch gesicherte Heilung wurde bei 71% der behandelten Patienten registriert, bei weiteren 28% war deutliche Besserung festzustellen. Die Pilzuntersuchungen am Ende der Behandlungsperiode waren bei 88% negativ (Haustein et al. 1988).

Handelspräparate. Mykontral®-Creme, -Lotion, -Puder, -Spray.

5.2 Polyene (Behandlung des Orogastrointestinaltraktes)

5.2.1 Nystatin

Stoffbeschreibung

Nystatin, ein Komplex aus Nystatin A_1 und Nystatin A_2, wurde erstmals 1950 aus *Streptomyces noursei* isoliert. Es ist ein gelbliches Pulver, in Wasser praktisch unlöslich, löslich in Propylenglykol und Dimethylformamid.

Wirkungsmechanismus

Nystatin bindet an Sterole der Pilzzellmembranen und verändert so ihre Permeabilität. Die Störung der Membranintegrität führt zum Verlust von Kalium, Zucker und Phosphationen und nachfolgend zu Störungen in der Glycolyse und Zellatmung. Nystatin wirkt fungistatisch, in höheren Konzentrationen fungizid.

Wirkungsspektrum

Nystatin hemmt in vitro Hefen, die MHK liegt zwischen 1,56 und 6,25 µg/ml, (Hazen und Brown 1951, Ito und Miyamura 1958), die Wirkung auf Dermatophyten und einige Schimmelpilze, z. B. *Aspergillus spp.*, ist deutlich schlechter.

Eine IE Nystatin entspricht der geringsten Menge an Wirkstoff, die einen Standard-Teststamm von *Saccharomyces cerevisiae* in 1 ml Nährlösung in seinem Wachstum völlig hemmt. 2500 IE entsprechen etwa 1 mg, zwischen verschiedenen Chargen bestehen Unterschiede.

Nystatin wird in wässriger Suspension langsam inaktiviert. Bei Kühlschranktemperaturen beträgt der Aktivitätsverlust innerhalb von 2 Wochen etwa 10%, bei 37 °C in einer Woche etwa 25%. Ungesättigte Fettsäuren reduzieren die In-vitro-Wirkung, ebenso Cystein (Meyer-Rohn, 1962). Licht, Hitze, Sauerstoff und pH-Werte <3 bzw. >9 führen zur Zersetzung der Substanz. Weiterhin wird Nystatin von Dimethylformamid langsam inaktiviert.

Toxizität

Wie alle Polyene ist auch Nystatin ein stark toxischer Arzneistoff. Die LD_{50} für Mäuse beträgt bei s.c. Applikation 120 mg/kg KM, i.p. 78 mg/kg KM. Da Nystatin aus dem Magen-Darm-Trakt praktisch nicht resorbiert wird, ist es bei oraler Applikation sehr gut verträglich. Selbst hohe orale Dosen führen nicht zu antimykotisch wirksamen Blutspiegeln (Bürger und Heite 1961). Im Verlauf von 50 Jahren hat sich Nystatin einen Platz als hochwirksames Antimykotikum zur Behandlung der Candidose der Haut und des Orointestinaltraktes bewahrt. Wesentlich für eine optimale Wirkung ist die Anwendungsform. Da Nystatin im wässrigen Milieu seine Wirksamkeit mit der Zeit verliert, sind wasserreiche Emulsionsgrundlagen ungeeignet. Fettreiche Salben werden aber auf erosiv geschädigten und vor allem intertriginösen Hautpartien schlecht vertragen. Hier hat es sich bewährt, Pasten oder Zinköl als Arzneiträger zu wählen. Selbst von Neugeborenen und Säuglingen werden sie gut vertragen und bringen eine wesentliche Verkürzung der Behandlungsdauer, verglichen mit einer rein antiekzematösen Therapie der oft als Windeldermatitis oder seborrhoische Dermatitis bezeichneten Candidose (Seebacher und Heidelbach 1977). Heute stehen Fertigarzneimittel zur Verfügung, die eine dem jeweiligen Hautbefund angepasste Therapie erlauben.

Darüber hinaus besitzt Nystatin einen festen Platz in der Behandlung des Digestionstraktes von Patienten in Risikosituationen für die Entwicklung einer Endomykose (Bernhardt und Knoke 1980, Blaschke-Hellmessen, Rönisch und Schäfer 1981). Eine aktuelle Übersicht über die Prophylaxe von Candida-Mykosen in der Hämatologie/Onkologie geben Kroschinskiy et al. 1999.

Nystatin wird nach oraler Applikation, in Abhängigkeit von der Dosis, nur ungleichmäßig im Stuhl verteilt (Hofstra et al. 1979). Bei Gaben von 3×500000 IE Nystatin täglich über 10 Tage konnte mikrobiologisch aktives Nystatin regelmäßig ab Tag 2 im Stuhl nachgewiesen werden. Die Ausscheidung von Hefen sistierte bis zur Beendigung der Nystatinapplikation. Ab Tag 4 nach Abschluss der oralen Nystatingaben waren die ursprünglichen Hefen im Stuhl wieder nachweisbar. An dieser Situation änderte auch eine Dosiserhöhung auf 3×1 Mio IE nichts (Kretschmer 1990). Zu gleichen Ergebnissen gelangen auch Blaschke-Hellmessen et al. (1996, 1998) bei Untersuchungen an Neugeborenen und Säuglingen. Dies unterstreicht, dass eine „Sanierung" des Digestionstraktes, im Sinne einer Eradikation, mit Antimykotika nicht möglich ist. Wohl gelingt es, die Anzahl von Hefezellen pro/g Stuhl zu reduzieren. Aus diesem Grunde muss die Nystatinprophylaxe solange fortgesetzt werden, wie die Risikosituation für den betreffenden Patienten gegeben ist.

Dosierung

Erwachsene erhalten 3× täglich 1–2 Drg. (500000–1 Mio IE) nach dem Essen unzerkaut. Säuglinge unter 1500 g 3× 100000 IE, über 1500 g 3× 150 000 IE, Kinder 500000–2 Mio IE/die (Blaschke-Hellmessen et al. 1996). Zur Behandlung der Candidose des oberen Gastrointestinaltraktes, besonders der Ösophagusmykose, geben Bernhardt und Knoke (1980) folgende, gut haftfähige Rezeptur an:

Nystatin 500000 IE, Tinctura Aurantii 0,5, Mucilago hydroxyethylcellulosi ad 15,0.

Handelspräparate
Nystatin ist als Filmtabletten, Suspension, Creme, Salbe, Paste, Vaginaltabletten bzw. Ovula im Handel. Als Beispiel seien folgende Handelsnamen genannt: Adiclair®, Biofanal®, Candio-Hermal®, Lederlind® und Moronal®.

5.2.2 Amphotericin B

Amphotericin B wurde 1955 aus *Streptomyces nodosus* isoliert. Es handelt es sich um ein Heptaen. Amphotericin B ist in Wasser unlöslich, licht- und sauerstoffempfindlich.

Wirkungsmechanismus
Der Wirkungsmechanismus aller Polyene ist im wesentlichen identisch. Amphotericin B hat eine höhere Selektivität für Ergosterol als andere Polyene, daher ist die parenterale Anwendung bei schweren Systemmykosen möglich.

Abgesehen von der parenteralen Applikationsweise wird Amphotericin B oral zur Behandlung des Orointestinaltraktes angewendet. Blaschke-Hellmessen und Schwarze (1994) untersuchten die Wirkung von Amphotericin B auf die Hefepilzflora des Orointestinaltraktes bei Früh- und Neugeborenen mit klinisch manifester oraler und/oder kutaner Candidose. Während einer zehntägigen oralen Amphotericin B-Applikation von 4×20 mg für Neugeborene <1500 g und 4×40 mg/die für solche >1500 g Körpergewicht waren Hefen im Stuhl bei 80% der Untersuchten (n=23) nicht mehr nachweisbar. Innerhalb von 5 Tagen nach Therapieende trat *C. albicans* bei der Hälfte der zuvor negativen Kinder wieder auf. Bei 7 von 17 Patienten heilten die Befunde in der Mundhöhle und an der Haut innerhalb von 10 Tagen ab, bei 10 Neugeborenen musste die Therapie wegen der Restbefunde fortgesetzt werden. Im Serum konnte Amphotericin B in der Größenordnung von 0,06 bis 0,58 µg/ml nachgewiesen werden. Damit ist, mindestens bei Neugeborenen, mit einer geringfügigen enteralen Resorption von Amphotericin B zu rechnen. Die erreichten Serumspiegel sind allerdings für eine antimykotische Wirkung zu niedrig, könnten aber zu unerwünschten Nebenwirkungen führen.

Handelspräparate
Amphotericin B ist als Ampho-Moronal® Tabletten (100 mg/Tablette), Lutschtabletten (10 mg/Tablette), Suspension (100 mg/ml), Salbe und Creme (jeweils 30 mg/g) registriert.

5.2.3 Natamycin

1955 isolierte eine holländische Forschergruppe aus *Streptomyces natalensis* ein Antibiotikum mit hoher antimyzetischer Aktivität, das Natamycin (alte Bezeichnung Pimaricin), ein Polyen mit 4 konjugierten Doppelbindungen. Natamycin ist in Wasser kaum löslich, gut hingegen in Eisessig, Methylpyrrolidon, Dimethylformamid, Glycerol und Propylenglykol. Natamycin ist in Lösung relativ stabil, aber licht- und sauerstoffempfindlich. Bei pH-Werten <5 und >9 verliert die Substanz allerdings an antimikrobieller Aktivität (Raab 1974).

Wirkungsspektrum
Die MHK für die wichtigsten Erreger humaner und tierischer Mykosen wurden von Raab (1994) wie folgt ermittelt: *Candida*-Arten 1,0–3,1 µg/ml, *Micorsporum*-Arten 3,1–6,2 µg/ml, *Trichophyton*-Arten 12,5–25 µg/ml, *Aspergillus*-Arten 3–10 µg/ml und *Scopulariopsis brevicaulis* 3,1 µg/ml. Zusätzlich erweist sich Natamycin auch gegen *Trichomonas vaginalis* mit einer MHK von 15–30 µg/ml als wirksam. Gegen Bakterien ist Natamycin unwirksam. Der Wirkungsmechanismus von Natamycin entspricht weitgehend dem des Nystatins.

Wechselwirkungen mit Hydrocortison, Dexamethason, Chloramphenicol, Neomycin oder Tetracyclin treten nicht auf (Raab 1974).

Toxizität

Die LD_{50} beträgt bei oraler Applikation für männliche Ratten 2,7, für weibliche 4,7 g/kg KM. Natamycin ist bei lokaler Anwendung an der Haut oder am Auge gut verträglich (Levinskas et al. 1966).

Indikationen

Hauptanwendungsgebiete für Natamycin sind Pilzerkrankungen der Haut, wobei bezüglich der Behandlungserfolge die Art des Erregers eine untergeordnete Rolle spielt. Raab (1974) analysierte Berichte in der Weltliteratur und ermittelte bei 1049 Behandlungsfällen eine Ansprechquote von 78%. Die gegen Hefen und Protozoen gerichtete Wirkung von Natamycin erlaubt die Behandlung der zwei häufigsten gynäkologischen Erkrankungen, der vaginalen Candidose und der Trichomonaden-Vaginitis, mit nur einem Präparat (Cazemier et al.1959, Montauban van Swijndregt et al. 1961).

Zur Behandlung aller Formen der oralen Candidose haben sich Natamycin-Suspension und Lutschpastillen bewährt. Im Gegensatz zum Nystatin, das extrem bitter schmeckt, ist Natamycin geschmacklos (Raab 1974). Sensibilisierungen sind nur sehr selten beobachtet worden.

Handelspräparate

Natamycin gibt es als Pimafucin® Dragees magensaftresistent (100 mg) Lutschtabletten (10 mg) Pimafucin® Creme, Deronga® Heilpaste.

5.3 Naphthalinderivate

5.3.1 Tolnaftat

Tolnaftat wirkt fungizid gegen Dermatophyten, gegen Hefen und die meisten Schimmelpilze, mit Ausnahme von *Aspergillus niger*, ist es dagegen wirkungslos. Wegen des eingeschränkten Wirkungsspektrums hat Tolnaftat unter den topischen Antimykotika nur noch eine geringe Bedeutung. Die gute In-vitro-Aktivität gegen Dermatophyteninfektionen der Haut fand in der klinischen Anwendung ihre Bestätigung. Weniger gut sind die Behandlungsergebnisse bei squamös-hyperkeratotischen Tinea-Formen und der Onychomykose (Robinson und Raskin 1964, Swartz, 1967, Haustein et al. 1981). Die Verträglichkeit von Tolnaftat ist sehr gut, Sensibilisierungen sind innerhalb des relativ langen Anwendungszeitraumes nur selten beobachtet worden.

Handelspräparate
Sargoa® Creme, Lösung und Spray; Tinatox® Creme und Lösung; Tolnaftat® Puder N und Spray; Tolnaftal® Creme, Lösung und Puder.

5.3.2 Tolciclat

Das Wirkungsspektrum und der eingeschränkte Indikationsbereich von Tolciclat entsprechen dem von Tolnaftat. Wildfeuer und Rozman (1984) ermittelten die MHK für Dermatophyten im Reihenverdünnungstest mit 0,01–0,1 µg/ml, für *Aspergillus spp.* mit 0,01–0,5 µg/ml und für *Scopulariopsis brevicaulis* ebenfalls mit 0,5 µg/ml. Hefen und Bakterien wurden nicht gehemmt.

Handelspräparate
Tolciclat wird als Fungifos® Creme und Lösung angeboten.

5.4 Allylamine

5.4.1 Naftifin

Naftifin ist als Allylamin dem Terbinafin (s. Kap. 4.5) eng verwandt.

Wirkungsmechanismus
Die Wirkung beruht, wie bei Terbinafin, auf einer Hemmung der Ergosterolbiosynthese auf der Ebene der Squalenepoxidase. Das Cytochrom-P-450-System wird nicht inhibiert.

Wirkungsspektrum

Naftifin ist ein Antimykotikum mit hoher Effektivität gegen Dermatophyten und geringerer Wirksamkeit gegen Hefen und Schimmelpilze. Der Wirkungstyp ist primär fungizid, die MHK für *Candida spp.* liegt zwischen 50 und 100 µg/ml (Georgopoulos et al. 1981).

Pharmakokinetik

Nach Anwendung einer Naftifin Creme sind im Stratum corneum Wirkstoffkonzentrationen nachweisbar, die ein Vielfaches der MHK für Dermatophyten betragen. Perkutan werden etwa 4% der applizierten Wirkstoffmenge resorbiert. Auf Grund der langen Verweildauer in der Haut, nach einmaliger Applikation überstiegen die Wirkstoffkonzentrationen in den obersten Epithelschichten noch nach 5 Tagen die MHK um ein Mehrfaches, ist eine einmal tägliche Applikation ausreichend.

Hantschke und Reichenberger (1980) verglichen Naftifin mit Clotrimazol und Tolnaftat. Die Wirkung der drei Präparate war annähernd gleich. Meinicke et al. (1984) prüften Naftifin in einer randomisierten Doppelblindstudie an 175 Patienten im Vergleich mit Miconazol. Zugleich wurde die zweimal tägliche Naftifin-Applikation gegen die einmal tägliche überprüft. In allen drei Behandlungsgruppen waren die Heilungsraten mit etwa 90% gleich. In einer Studie von Haas et al. (1985) war Naftifin Clotrimazol signifikant überlegen (n=204). Die Verträglichkeit des Präparates war sehr gut.

Handelspräparate

Exoderil® Creme, Gel und Lösung.

5.4.2 Terbinafin

Der Wirkstoff ist ausführlich im Kapitel 4.5 besprochen worden. Angesichts der fungiziden Eigenschaften ist Terbinafin auch zur topischen Behandlung in Form einer Creme entwickelt worden. Pharmakokinetische Untersuchungen mit einer 1%igen Terbinafin-Creme haben ergeben, dass im Stratum corneum innerhalb von

4 Std. nach Auftragen der Creme Konzentrationen von etwa 1 µg/cm² erreicht werden. Terbinafin ist bei täglicher Anwendung über 7 Tage, 14 Tage lang im Stratum corneum nachweisbar (Hill et al. 1992). In umfangreichen klinischen Studien konnte gezeigt werden, dass Terbinafin-Creme bei der Tinea corporis, bei der Tinea pedum, bei der Pityriasis versicolor, aber auch bei der kutanen Candidose wirksam ist. Die Heilungsraten, die im Rahmen einer Metaanalyse von 24 Studien mit insgesamt 1258 Patienten ermittelt wurden, betrugen bei der Tinea corporis und der Tinea pedis 85 bzw. 78%, bei der Pityriasis versicolor 80%, bei der Candidose ebenfalls 80% und bei anderen Dermatophytosen 72%. Mykologische Heilung wurde bei 79–93% der Fälle festgestellt. Auf Grund der fungiziden Wirkung von Terbinafin kann die Behandlungsdauer der Dermatomykosen relativ kurz bemessen werden (Balfour und Faulds 1992). In umfangreichen randomisierten Doppelblind-Studien wurde z. B. gezeigt, dass zur Behandlung der interdigitalen Tinea pedis eine einwöchige Anwendungszeit ausreichend ist und mykologische Heilungsraten von 81-88% erzielt wurden. Auch Tinea corporis, Tinea cruris und die Candidose der Haut, ebenso die Pityriasis versicolor sind nach einer zweiwöchigen Anwendung in einem hohen Prozentsatz geheilt (McClellan et al. 1999). Als Regelbehandlungsdauer der plantaren Form der Tinea pedis werden 4 Wochen empfohlen.

Handelspräparate
Terbinafin ist als Lamisil®-Creme im Angebot.

5.5 Pyridone: Ciclopiroxolamin

Ciclopiroxolamin ist das 2-Aminoethanolsalz von Ciclopirox, einem Pyridon-Derivat. Es handelt sich um ein weißes bis schwach gelbliches kristallines Pulver, das in Wasser schwer löslich ist.

Wirkungsmechanismus
Im Gegensatz zu den meisten anderen Antimykotika (Azole, Allylamine und Amorolfin) beeinflusst Ciclopiroxolamin nicht die Er-

gosterolbiosynthese von Pilzen. Die Hauptwirkung von Ciclopiroxolamin beruht in der Hemmung der Aufnahme von Aminosäuren, K^+ und Phosphat. In höheren Konzentrationen nimmt die Permeabilität der Zellmembran zu, mit der Folge des Austritts von Aminosäuren, Peptiden und Kaliumionen (Sakurei et al 1978). Der Wirkungstyp von Ciclopiroxolamin ist fungistatisch, bei längerer Einwirkungszeit fungizid. Neuere Untersuchungen stützen die Annahme, dass Ciclopiroxolamin über die Chelatbildung polyvalenter Kationen, wie z. B. Fe^{3+} oder Al^{3+}, fungizid wirkt, denn die Wirkung von Ciclopiroxolamin gegen *C. albicans*, gemessen als MHK, wurde in vitro durch beide Ionen in Konzentrationen von $\geq 10^{-5}$ mol/ml deutlich gehemmt (Kruse 1991). Mit Eisensalzen bildet Ciclopiroxolamin inaktive Komplexe. Ciclopiroxolamin hat eine beträchtliche antiphlogistische Wirkung, die sich besonders bei entzündlichen Mykosen günstig auswirkt und Kombinationspräparate mit Steroidanteil erübrigen kann. In einer Konzentration von 10 µg/ml wird die Prostaglandin- und Leukotrien-Synthese in humanen polymorphkernigen Granulozyten um etwa 50% verringert, indem Ciclopiroxolamin die beiden zentralen Enzyme des Arachidonsäure-Stoffwechselweges, die Cyclooxygenase und die 5-Lipoxygenase, hemmt (Weithmann 1993 zit. nach Nolting und Seebacher 1993).

Wirkungsspektrum

Das Wirkungsspektrum von Ciclopiroxolamin umfasst praktisch alle klinisch relevanten Pilzspezies (Dittmar und Lohaus 1973). Die MHK für alle Dermatophyten-Arten wurde mit 0,91–3,9 µg/ml und für *C. albicans* mit 0,98–3,9 µg/ml ermittelt (s. Tab. 5-1). Weiter wirkt Ciclopiroxolamin gegen grampositive und gramnegative Bakterien, Mykoplasmen und *Trichomonas vaginalis* (Dittmar et al. 1981). Die fungiziden Konzentrationen liegen bei einer Einwirkzeit von 24 Std. 20–30mal über, bei achttägiger Einwirkung im Bereich der MHK.

Toxizität
Die Toxizität von Ciclopirox ist deutlich geringer als die der Polyene. Die orale LD_{50} für Maus, Ratte und Kaninchen wird mit 3000 mg/kg KM angegeben (Dittmar und Lohaus 1984).

Pharmakokinetik
Bei topischer Applikation penetriert der Wirkstoff sehr gut in die Haut. In der Epidermis wurden maximale Wirkstoffspiegel von 100–200 $\mu g/cm^3$ gemessen. Im Korium ließen sich in 400 μm Tiefe mit 20 bzw. 30 $\mu g/cm^3$ noch Werte finden, die die MHK der wichtigsten Pilzarten, die als Krankheitserreger in Betracht kommen, um ein Vielfaches überschreiten (Kellner et al. 1981). Auch in das Keratin der Nagelplatte penetriert Ciclopiroxolamin in Mengen, die deutlich über den MHK-Werten der Erreger der Onychomykose liegen. Weiter durchdringt die Substanz dicke Hornschichten der Haut sowie kompaktes Hornmaterial (Dittmar 1981, Kellner et al. 1981). Die 1%ige Creme zeichnet sich durch gute Wirkstoffliberation und gutes Spreitvermögen aus, wodurch nicht nur die Penetration in die oberen Hautschichten, sondern auch eine Permeation innerhalb der Haut begünstigt werden (Dittmar und Jovic 1981). Bei täglicher Einmalapplikation von Ciclopirox-Nagellack zeigte sich folgende Penetrationskinetik: Die Konzentration des Wirkstoffes im Nagel nahm während der ersten 30 Tage zu und erreichte zwischen Tag 30 und 45 ein Plateau. Nach 7 Tagen befand sich die Hauptmenge von Ciclopirox noch in der oberflächlichen Nagelschicht. Nach 14 Tagen hatte sich der Wirkstoff fast gleichmäßig auf alle Schichten des Nagels verteilt und erreichte überall fungizide Konzentrationen (Ceschin-Roques et al. 1991). Eine Mischung von Ciclopirox-Lack mit verschiedenen kosmetischen Nagellacken im Verhältnis 1:1 beeinträchtigten nicht die fungizide Wirkung.

Indikationen
Unabhängig von der Art des Erregers ist Ciclopiroxolamin zur Behandlung von Pilzinfektionen der Haut gut geeignet. Zur Behandlung der Vaginalcandidose ist eine spezielle Vaginal-Creme mit 1% Ciclopiroxolamin im Handel und zur Behandlung der Onychomykose eine achtprozentige Ciclopirox-Lackzubereitung. In

zahlreichen klinischen Studien hat sich Ciclopiroxolamin als sehr wirksames Antimykotikum erwiesen, bei Dermatomykosen überstiegen die Heilungsraten 80% (Adam et al. 1981, Dittmar 1981). Die Behandlungsergebnisse von 20 internationalen Studien mit insgesamt 991 Patienten analysierte Dittmar (1981). Die Erfolgsquoten bewegten sich zwischen 86 und 100%. Auch der Ciclopirox-Nagellack wurde in mehreren multizentrischen Studien auf seine Wirksamkeit überprüft. In 6 multizentrischen offenen Studien wurden 1649 Patienten behandelt. Bei über 50% der Patienten konnte ein sehr gutes (34,6%) und gutes (27,2%) Ansprechen (erscheinungsfreies Nachwachsen der pilzbefallenen Nagelplatte) nachgewiesen werden. Die mykologischen Kontrolluntersuchungen (Nativpräparat und Kultur) nach Abschluss der Behandlung waren bei 84% von 1488 untersuchten Patienten negativ (Nolting und Seebacher 1993, Seebacher et al. 1993).

Nebenwirkungen
Gelegentlich wird über Brennen geklagt.

Kontraindikationen
Allergien gegen den Wirkstoff (extrem selten) bzw. Bestandteile der Trägersubstanzen verbieten die Anwendung von Ciclopiroxolamin-haltigen Präparaten. Während der Schwangerschaft ist die Indikation zur Anwendung von Ciclopiroxolamin streng zu stellen. Bei Neugeborenen und Kleinkindern soll das Präparat nicht angewendet werden.

Wechselwirkungen
Bei Anwendung der Vaginal-Creme kann die Reißfestigkeit von Kondomen beeinträchtigt werden, wodurch ihre Sicherheit verloren gehen kann.

Handelspräparate
Ciclopiroxolamin ist in Batrafen®-Lösung, -Creme, -Gel und -Puder sowie Vaginal-Creme enthalten. Ciclopirox ist der Wirkstoff in Nagel Batrafen®, als Stieprox® wird eine Ciclopiroxolamin-haltige Haarwäsche zur Behandlung der Seborrhoea capitis angeboten.

5.6 Amorolfin

Amorolfinhydrochlorid ist das einzige in der Therapie humaner Pilzinfektionen geeignete Morpholinderivat. Es ist ein weißliches kristallines Pulver und hochgradig lipophil, seine Löslichkeit in Wasser ist mäßig.

Wirkungsmechanismus

Wie die Azole und die Allylamine wirkt auch Amorolfin auf die Ergosterolbiosynthese, wenn auch auf einer anderen Stufe (s. Abb. 4.2). Amorolfin hemmt enzymatische Vorgänge, die für Pilzzellen spezifisch sind, die D14 Reduktase und die D7-8 Isomerase (Polak 1993). Elektronenmikroskopische Untersuchungen zeigen, dass Amorolfin eine erhebliche Schädigung der Zellmembran, der Zellwand und der Organellen verursacht.

Wirkungsspektrum

Amorolfin wirkt gegen Dermatophyten, Hefen und Schimmelpilze fungistatisch bis fungizid. Die MHK liegen für Dermatophyten im Bereich von 0,001–0,13 µg/ml, die einzelnen Werte sind aus der Tabelle 5-1 (s. S. 122) zu ersehen. Die fungizide Konzentration für *T. mentagrophytes* wurde mit 0,001 µg/ml ermittelt. Die fungizide Wirkung ist konzentrations- und zeitabhängig (Polak 1993).

Pharmakokinetik

Amorolfin penetriert gut in die Haut. Die einmalige Applikation einer 0,5%igen Amorolfin-Creme unter okklusiver Abdeckung reicht aus, um das Wachstum von *T. rubrum* bzw. *T. mentagrophytes* in Hautabrissen für 48 Std. vollständig und für 3 Tag partiell zu unterdrücken (Gip 1989). Am Schweineklauenmodell wurden Untersuchungen zur Freisetzung von Amorolfin aus dem Nagellack unternommen. Mittels radioaktiv markierter Prüfsubstanz konnte gezeigt werden, dass Amorolfin die Hornsubstanz einer Schweineklaue durchdringen kann. Einen Tag nach Applikation des 5%igen Nagellackes wurden 3,6% der Amorolfindosis in der Hornsubstanz wiedergefunden. Nach 7 Behandlungstagen stieg die Wiederfindungsrate auf 7,9%. Selbst auf der unter der Klaue liegenden Gaze wurden nach 7 Tagen 1,8% der Dosis gefunden (Produktinformation 1992).

Bei Patienten mit Onychomykose, die 2× wöchentlich Amorolfin Nagellack 5%ig aufgetragen hatten, konnten nach einer einmonatigen Behandlungsdauer im subungualen Gewebe Amorolfinkonzentrationen nachgewiesen werden, die um ein Vielfaches höher waren, als die MHK für Dermatophyten bzw. für *C. albicans* (Mensing und Splanemann 1988, Polak 1993). In einer Multizenterstudie wurden 619 Patienten mit Onychomykose ohne Befall der Matrix für 6 Monate einmal wöchentlich mit Amorolfin Nagellack behandelt. Heilung bzw. eine deutliche Besserung des Befundes wurden bei 83% der Patienten registriert (Zaug 1993). Lauharanta et al. (1993) prüften in einer Studie die Wirksamkeit von 1000 mg Griseofulvin/die für 2 Monate und anschließender zweimal wöchentlicher Weiterbehandlung mit Amorolfinlack für 8 Monate. Die Kontrollgruppe erhielt 2 Monate 1000 mg Griseofulvin/die und anschließend für weitere 8 Monate 500 mg täglich. Nach 6 Monaten waren in der Griseofulvin/Lackgruppe 85 von 94 Patienten klinisch geheilt bzw. deutlich gebessert (90%) und in der Kontrollgruppe 80 von 95 (84%).

Indikationen

Amorolfin eignet sich zur Behandlung von Mykosen der Haut, hervorgerufen von Dermatophyten und Hefepilzen, die Lackformulierung zur Behandlung der Onychomykose, sofern die Nagelmatrix noch nicht befallen ist.

Kontraindikationen

Kontraindikationen sind eine Allergie gegen den Wirkstoff oder Bestandteile der Trägersubstanz. Kinder, vor allem Kleinkinder und Säuglinge, sollten wegen noch ungenügender klinischer Erfahrungen nicht mit Amorolfin behandelt werden. Bei schwangeren Frauen und stillenden Müttern ist Amorolfin nicht auf größeren und stark erodierten oder entzündlichen Hautflächen anzuwenden.

Dosierung
Amorolfin-Creme wird einmal täglich auftragen, für den Nagellack wird die ein- oder zweimalige Applikation pro Woche empfohlen.

Nebenwirkungen
In seltenen Fällen kann es während der Behandlung mit Amorolfin-Creme zu leichten Hautreizungen kommen.

Wechselwirkungen
Wechselwirkungen sind bisher nicht bekannt geworden.

Handelspräparate
Amorolfin wird unter der Bezeichnung Loceryl® als Creme 0,25%ig und als Loceryl® Nagellack (5%ig) angeboten.

5.7 Obsolete Antimykotika

Triphenylmethan-Farbstoffe
Obwohl Farbstofflösungen, wie z. B. Brillantgrün, Malachitgrün und Methylrosanelin sehr gute antimykotische Wirkung aufweisen und bei Pilzinfektionen der Haut und Schleimhäute gut wirksam sind, wurden sie wegen einer negativen Nutzen-Risiko-Beurteilung aus dem klinischen Gebrauch eliminiert.

Anwendung

6 Nicht medikamentöse Behandlungsvorschläge

In Anbetracht der Häufigkeit von Pilzerkrankungen der Haut und der hautnahen Schleimhäute sind prophylaktische Maßnahmen zur Verhinderung solcher Infektionen dringend erforderlich. Schwerpunktmäßig basieren diese Maßnahmen auf dem von Weuffen (1980) inaugurierten protektiven System mit den Schwerpunkten:

- Antimikrobielles System.
- Optimierung der Abwehrlage des Organismus.
- Optimierung der Umweltfaktoren.

Bei der Bekämpfung der Dermatomykosen muss das Hauptziel die Verbesserung der Dispositions- und der Expositionsprophylaxe der Infektionsgefährdeten sein.

Dermatophyten sind außerhalb des Menschen in keratinhaltigem Material, selbst bei hohen Temperaturen, wie sie z. B. in einer Sauna herrschen, monatelang lebensfähig. Ihre Abtötung und Beseitigung aus der Wohn-, Freizeit- und Arbeitsumwelt erfordern neben dem hygienebewussten Verhalten der Einzelperson, Reinigungs- und Desinfektionsmaßnahmen. Zur Verminderung des Ansteckungs-Risikos bei der Berufsarbeit aber auch im Sport- und Freizeitbereich, sind gegen Pilze wirksame Desinfektionsmaßnahmen, mindestens einmal täglich, in allen Gemeinschaftsräumen, wie Duschanlagen, Umkleidekabinen, zu fordern. Dusch- und Umkleideräume sollten nicht barfuß, sondern mit Badepantoffeln betreten werden. Nach jedem Duschgang sind die Füße abzutrocknen, wobei auch die Zehenzwischenräume nicht vergessen werden dürfen. Der Nutzen von Fußduschen zur Sprühdesinfektion der Füße ist umstritten. Es gibt kein Desinfektionsmittel, das hautverträglich ist und innerhalb weniger Sekunden Pilze, die an die Füße gelangt sind, abzutöten vermag. Besondere Hygienemaßnahmen sind in Fußpflegesalons erforderlich, da hier ein hohes Übertragungsrisiko besteht. Pediküre-Instrumente und Fräsen sind nach jedem Gebrauch zu desinfizieren bzw. zu sterilisieren. Für jeden Kunden muss ein gesondertes Instrumenten-Set verwendet werden.

Während und nach jeder Mykosebehandlung sollte eine Desinfektion der Kleidung, die mit dem jeweiligen Infektionsherd in Berührung gekommen ist, vorgenommen werden. Hierzu eignen sich Desinfektionsmittel mit Wirksamkeit gegen Pilze, die in der aktuellen Liste der geprüften und zugelassenen Desinfektionsmittel aufgeführt sind. Die jeweilige Gebrauchskonzentration und die Einwirkungszeit ist der Packung zu entnehmen. Das Waschen der Kleidungsstücke in der Waschmaschine bei 30–40 °C ist nicht geeignet, um Pilzelemente wirksam abzutöten.

Zur Optimierung der Abwehrlage des Organismus können verschiedene Maßnahmen angewendet werden. Pilze benötigen für ihr Wachstum ein feucht-warmes Milieu; intertriginöse Körperstellen, wie z. B. die Zehenzwischenräume, Leistenbeugen, Submammärregion sollten daher trocken gehalten werden. Personen, die stark schwitzen, können prophylaktisch in diesen Regionen einen antimykotikumhaltigen Puder streuen. Die Füße, als häufigste Lokalisation einer Pilzinfektion, sollten immer warm gehalten werden; eine gut durchblutete und äußerlich gesunde Haut bietet nämlich den besten Infektionsschutz. Auch sollten die Füße von Zeit zu Zeit mit einer Pflegecreme behandelt werden, um starker Hornhautbildung vorzubeugen. Wechselbäder, Bürstenmassagen und ähnliche physiotherapeutische Maßnahmen verbessern die Durchblutung und damit die Abwehr von Pilzinfektionen. In der Laienpresse häufig empfohlene immunstimulierende Maßnahmen sind nicht erprobt und ihre Wirkung nicht nachweisbar. Führt allerdings eine Störung der Immunabwehr zu einer Candida-Infektion, sind Maßnahmen erforderlich, um diese Abwehrschwäche, soweit wie möglich, klinisch zu behandeln.

7 Patienteninformationen

Pilzkrankheiten der Haut sind sehr weit verbreitet. Etwa 30–40% der Bevölkerung weisen an einer Körperstelle eine Pilzinfektion auf. Handelt es sich dabei um eine Mykose in den Zehenzwischenräumen, so bereitet diese Infektion wenig oder keine subjektiven Beschwerden und bleibt demzufolge vom Betroffenen oft lange unbemerkt. Erst wenn sich die Pilzkrankheit auf andere Stellen der Körperhaut ausbreitet, entstehen stärkere Entzündungen, die Juckreiz und ggf. auch Schmerzen bereiten können. Ein ästhetisches Problem stellen die Nagelmykosen dar, weil hierdurch, für jedermann sichtbar, die Nagelplatte vollständig zerstört werden kann.

Noch immer bietet die Behandlung von Pilzinfektionen oft Schwierigkeiten. Diese sind weniger in einer unzureichenden Wirksamkeit der verwendeten Antimykotika begründet, sondern haben ihre Ursache in der Nichtbeachtung wichtiger Grundregeln, die jeder Betroffene beherzigen sollte. Die meisten Antimykotika, die wir zur Verfügung haben, hemmen das Pilzwachstum, töten aber den Erreger in aller Regel nicht vollständig ab.

Wenn ein Antimykotikum auf einen Mykoseherd der Haut aufgetragen wird, tritt innerhalb von 2–3 Wochen eine spürbare und auch sichtbare Besserung des Befundes ein, der Juckreiz lässt nach, die Entzündung bildet sich zurück. Viele Patienten meinen, dass jetzt die Mykose ausreichend bekämpft ist und beenden die vom Arzt oder auch selbst verordnete antimykotische Behandlung. In dieser Zeit sind aber noch nicht alle Pilzelemente in der Haut restlos abgetötet. Bei nachlassender Wirkung des Antimykotikums können daher in den oberen Hautschichten verbliebene Pilze sich wieder vermehren und einen Rückfall bewirken. Diese Situation finden wir besonders häufig bei Pilzkrankheiten der Zehenzwischenräume, der Fußsohlen und der Handteller. Erst wenn das Antimykotikum solange auf der Haut vorhanden ist, bis alle Pilzelemente im Rahmen der normalen Hauterneuerung abgestoßen worden sind, kann Heilung eintreten. Dieser Prozess braucht aber, je nach Dicke der Hornhaut, 3–6 Wochen, d.h., so lange muss das Antimykotikum angewendet werden, auch wenn die lästigen Beschwerden schon lange abgeklungen sind. Handelt es sich um eine Pilzinfektion der Nägel, sind die notwendigen Behandlungszeiten noch wesentlich länger, ist doch auch die Neubildung der Nägel, besonders der Zehen, ein sehr langsamer Vorgang.

Wenn auch viele Pilzkrankheiten der Haut durch eine rein örtliche Behandlung mit Salben, Cremes oder Lösungen erfolgreich beherrscht werden können, gibt es Mykoseformen, die nur durch eine innerliche Behandlung heilbar sind. Die meisten Antimykotika zur innerlichen Behandlung sind gut verträglich, leichte Übelkeit oder auch einmal ein kurzzeitiger Durchfall sollten nicht Anlass sein, die Behandlung sofort abzubrechen. Treten stärkere Nebenwirkungen auf, muss allerdings sofort der Arzt konsultiert werden, der das Antimykotikum verordnet hat. Die Behandlungsrichtlinien sind streng einzuhalten. Das Antimykotikum kann nur dann sicher wirken, wenn sich der Wirkstoff ohne Unterbrechung in ausreichender Menge im Blut bzw. im Gewebe befindet. Durch längere Unterbrechung der Behandlung, aus welchen Gründen auch immer, sinkt der Wirkstoffspiegel im Blut und im Gewebe relativ rasch ab, so dass in dieser Zeit die Pilze sich wieder erholen und vermehren können.

Neben der vom Arzt kontrollierten medikamentösen Behandlung einer Pilzkrankheit der Haut, kann auch der Patient wesentlich dazu beitragen, neuerliche Infektionen mit Pilzen zu vermeiden. Hierzu zählt, dass nach einer erfolgreich abgeschlossenen Behandlung zunächst einmal die Wäsche, z. B. die Schuhe und Strümpfe oder auch die Leibwäsche, sofern Pilzinfektionen auch an der Körperhaut behandelt worden sind, mit einem Desinfektionsmittel, das gegen Pilze wirksam ist, desinfiziert wird. Entsprechende Mittel sind in der Apotheke erhältlich, die auf dem Beipackzettel angegebenen Einwirkzeiten und Konzentrationen müssen streng eingehalten werden. Nach der Desinfektion sollten Kleidungsstücke mehrfach gespült werden, um Desinfektionsmittelreste aus der Wäsche wieder zu entfernen.

Aber auch die körpereigene Abwehr kann durch geeignete Maßnahmen erhöht werden. Sorgen Sie dafür, dass Sie immer warme Füße haben, entweder durch entsprechende Kleidung oder aber auch durch physiotherapeutische Maßnahmen, wie Wechselbäder, Bürstenmassagen und nicht zuletzt dadurch, dass Sie Ihre Füße für den Zweck benutzen, für den sie geschaffen sind, nämlich täglich wieder längere Strecken zu Fuß zu gehen.

8 Literatur

Adam W, Peil HG, Savopoulos C, Vanderbeke O (1981) Klinische Ergebnisse mit dem Antimykotikum Ciclopiroxolamin. Arzneim Forsch 31:1360–1365

Agarwal K, Manas DM, Hudson M (1999) Terbinafine and fulminant hepatic failure. N Engl J Med 340:1292–1293

Amichai B, Shiri J (1999) Fluconazole 50 mg/day therapy in the management of chronic paronychia. J Dermatol Treat 10:199–200

Artiga CP (1994) Das pharmakologische Profil von Sertaconazol. Ärztl Forsch 3:20–24

Artis WM (1982) Ketoconazole in the treatment of griseofulvin-resistant patients. In: Seeliger HPR, Hauck H (Hrsg) Chemotherapie von Oberflächen-, Organ- und Systemmykosen. Perimed, Erlangen, S. 72–74

Artis WM (1985) Final pathway for delivery of antifungals to keratinized cornified skin. In: Meinhof W (Hrsg) Oral therapy in dermatomycosis: a step forward. The Medicine Publishing Foundation, Oxford, S. 61–70

Aste N, Pau M, Biggio P (1997) Tinea capitis in children in the district of Cagliari, Italy. Mycoses 40:231–233

Atkinson TM, Bedford C, Child KJ, Tomich EG (1962) Human blood griseofulvin levels from different dosage schedules. Antibiot Chemother 12:225

Back DJ, Thia JF, Abel SM (1992) Azoles, allylamines and drug metabolism. Br J Dermatol 126 (Suppl 39):14–18

Back DJ, Tjia JF, Abel SM (1992) Azoles, allylamines and drug metabolism. Br J Dermatol 126 (Suppl. 39):14–18

Balfour JA, Faulds D (1992) Terbinafine. A review of its pharmacodynamic and pharmacokinetik properties, and therapeutic potential in superficial mycoses. Drugs 43:259–284

Bartmann K (1972) Experimentelle Untersuchungen zur antimykotischen Wirkung von Clotrimazol in vitro und bei lokaler Applikation in vivo. Arzneim Forsch 22:1280–1289

Berman B, Ellis C, Leyden J, et al. (1992) Efficacy of a 1-week, twice-daily regimen of terbinafine 1% cream in the treatment of interdigital tinea pedis. J Am Acad Dermatol 26:956–960

Bernhardt H (1996) Candida im Ökosystem des Orointestinaltraktes. Mycoses 39 (Suppl 1):44–47

Bernhardt H, Knoke M (1980) Diagnostik und Therapie der Endomykosen. Z Ges Inn Med 35:522–529

Blaschke-Hellmessen R (1969) Experimentelle Untersuchungen zur Epidemiologie der Hefepilzerkrankungen bei Säuglingen und Kleinkindern. Habilitationsschrift, Medizinische Akademie Dresden

Blaschke-Hellmessen R (1998) Subpartale Übertragung von Candida und ihre Konsequenzen. Mycoses 41 (Suppl 2):31–36

Blaschke-Hellmessen R (1999) Standorte für Candida aus medizinisch-hygienischer Sicht. Mycoses 42 (Suppl 1):22–29

Blaschke-Hellmessen R, Buchmann H, Schwarze R (1996) Einfluss oral verabreichter Polyen-Antimykotika auf die Hefepilzbesiedlung des Darmtraktes: Möglichkeiten und Grenzen. Mycoses 39 (Suppl 1):33–39

Blaschke-Hellmessen R, Haufe U, Seebacher C (1975) Statistischer Bericht über die Dermatophytenflora bei Dermatomykosen in der DDR von 1967 bis 1971. Dermatol Monatsschr 161:433–449

Blaschke-Hellmessen R, Rönisch P, Schäfer B (1981) Mykologische Langzeituntersuchungen bei stationär betreuten Kindern mit Hämoblastosen und soliden Tumoren. Z Ges Inn Med 36:310–317

Blaschke-Hellmessen R, Schwarze R (1994) Amphotericin B-Spiegel in Faeces und Serum während oraler Verabreichung bei Risikoneugeborenen. Mycoses 37 (Suppl 1):84–88

Blaschke-Hellmessen R, Seebacher C (1972) Statistischer Bericht über die Dermatophytenflora bei Fuß- und Nagelmykosen in der DDR von 1967 bis 1969. Dermatol Monatsschr 158:310–323

Böhmer U, Korting HC (1999) *Trichophyton-rubrum*-Syndrom mit Tinea axillaris als Teilmanifestation. Hautarzt 50:292–294

Bohne T, Sander A, Pfister-Wartha A, Schöpf E. (1996) Primary cutaneous cryptococcosis following trauma of the right forearm. Mycoses 39:457–459

Borgers M (1982) Wirkungsmechanismus der Antimykotika unter besonderer Berücksichtigung der Imidazolderivate. In: Seeliger HPR, Hauck H (Hrsg) Chemotherapie von Oberflächen-, Organ- und Systemmykosen. Perimed, Erlangen, 25–31

Bräutigam M, Nolting S, Schopf RE, Weidinger G for the Seventh Lamisil® German Onychomycosis Study Group (1995) Randomised double blind comparison of terbinafine and itraconazole for treatment of toenail tinea infection. Br Med J 311:919–22

Brian PW, Curtis PJ, Hemming HG (1946) A substance causing abnormal development of fungal hyphae produced by *Penicillium janczewskii Zal.* Trans Br Mykol Soc 29:173–187

Broberg A, Faergemann J (1989) Infantile seborrhoeic dermatitis and *Pityrosporum ovale.* Br J Dermatol 120:359–362

Brugmans J, Scheijgrond H, Van Cutsem J, Van den Bossche H, Baisier A, Hörig Ch (1980) Orale Langzeitbehandlung von Onychomykosen mit Ketoconazol. Mykosen 23:405–415

Budtz-Jørgensen E, Holmstrup P, Krogh P (1988) Fluconazole in the treatment of Candida-associated denture stomatitis. Antimicrob Agents Chemother 32:1859–1863

Bürger L, Heite HJ (1961) Nystatin-Nachweis im menschlichen Serum auf Grund fungistatischer Wirkungen. Klin Wschr 31:1146

Buslau M, Menzel I, Holzmann H (1990) Fungal flora of human faeces in psoriasis and atopic dermatitis. Mycoses 33:90–94

Cazemier C, Goslings WRO, Houwert KAF, Van Leeuwen DP, Lubbers GJ, Kok PC (1959) The treatment of trichomonal and monilial vaginitis with pimaricin. Antib Med Clin Ther 6:601–605

Ceschin-Roques CG et al. (1991) Ciclopirox nail lacquer 8%: In vivo penetration into and through nails and in vitro effect on pig skin. Skin Pharmacol 4:89–94

Crounse RG (1961) Human pharmacology of griseofulvin: The effect of fat intake on gastrointestinal absorption. J Invest Dermatol 37:529–533

De Brabander M, Aerts F, Van Cutsem J, Van den Bossche H, Borgers H (1980) The activity of ketoconazole in mixed cultures of leukocytes and *Candida albicans*. Sabouraudia 18:197–210

De Cuyper C, De Bersaques J, Delescluse J, Grigoriu D, Haneke E, Hay RJ, Luger A, Menke HE, Sondergaard J, Hentzer B (1992) Evaluation of four oral daily doses of fluconazole in the treatment of cutaneous mycoses. Int J Dermatol 31 (Suppl 2):8–11

De Cuyper C, Hindryckx PHFB (1999) Long-term outcomes in the treatment of toenail onychomycosis. Br J Dermatol 141 (Suppl 56):15–20

De Doncker P (1999) Pharmacokinetics of orally administered antifungals in onychomycosis. Int J Dermatol 38:20–27

De Doncker P, Decroix J, Pierard GE, Roelant D, Woestenborghs R, Jacqmin P, Odds F, Heremans A, Dockx P, Roseeuw D (1996) Antifungal pulse therapy for onychomycosis. Arch Dermatol 132:34–41

De Doncker P, Gupta AK, Del Rosso JQ, Daniel CR, Rosen T, Verspeelt J, Marynissen G, Meuleneer L, Moskovitz B, Jacko M, Shear N, Odom RB, Aly R, Scher RK, Elewski BE (1998) Update on the safety of itraconazole pulse therapy in onychomycosis, Poster at the 56th Annual Meeting of the American Academy of Dermatology Orlando, Florida, USA, February 27March 4, 1998, N 133627/1

De Keyser P, De Backer M, Massart DL, Westelinck KJ (1994) Two-week oral treatment of tinea pedis, comparing terbinafine (250 mg/day) with itraconazole (100 mg/day): a double-blind, multicentre study. Br J Dermatol 130 (Suppl. 43):22–25

Degreef H (1996) Itraconazole in the treatment of tinea capitis. Cutis 5:90–93

Del Aguila R, Montero Gei F, Robles M, Perera-Ramirez A, Male O (1992) Once-weekly oral doses of fluconazole 150 mg in the treatment of tinea pedis. Clin Exp Dermatol 17:402–406

Del Rosso JQ, Gupta AK (1999) The use of intermittent itraconazole therapy for superficial mycotic infections: A review and update on the „one week“ approach. Int J Dermatol 38 (Suppl 2):28–39

Dittmar W (1981) Zur Penetration und antimyzetischen Wirksamkeit von Ciclopiroxolamin in verhorntem Körpergewebe. Arzneim Forsch 31 (II):1353–1359

Dittmar W (1981) Offene, außereuropäische Studien zur Wirksamkeit und Verträglichkeit von Ciclopiroxolamin bei Dermatomykosen. Arzneim Forsch 31 (II):1381–1385

Dittmar W, Grau W, Raether W, Schrinner E, Wagner WH (1981) Mikrobiologische Laboruntersuchungen mit Ciclopiroxolamin. Arzneim Forsch 31:1317–1322

Dittmar W, Jovic N (1977) Microbiological penetration studies on ciclopirox and imidazole antimycotics using postmortem skin. Vortrag auf dem 15. Internationalen Dermatologenkongress, Mexico City

Dittmar W, Jovic N (1987) Ersatzverfahren für In-vivo-Untersuchungen zur Freisetzung, Penetration und Fungizidie von topischen Antimykotika im Hautmilieu unter Einbezug von Ciclopiroxolamin. Mykosen 30:326–342

Dittmar W, Lohaus G (1973) HOE 296, a new antimycotic compound with a broad antimicrobial spectrum. Arzneim Forsch 23:670–674

Djawari D (1984) Immunologische Untersuchungen bei Patienten mit chronischen Kandidosen. In: Hauck H, Seeliger HPR, Adam W (Hrsg) Orale Mykosen-Therapie. Urban & Schwarzenberg, München, Wien, Baltimore, 44–50

Dolan OM, Bingham EA, Burrows D (1992) The Association of the fall in napkin rashes with the increasing use of disposable napkins. Br J Dermatol 127:76 (Abstract)

Dorn M (1982) Ketoconazol-Therapie der Pityriasis versicolor. In: Seeliger HPR, Hauck H (Hrsg) Chemotherapie von Oberflächen-, Organ- und Systemmykosen. Perimed, Erlangen. 75–79

Drake L, Babel D, Stewart DM, Rich P, Ling MR, Breneman D, Scher RK, Martin AG, Pariser DM, Pariser RJ, Ellis CN, Kang S, Katz HI, McDonald JC, Muglia J, Savon RC, Webster G, Elewski BE, Leyden JJ, Bucko AD, Tschen EH, Hanifin JM, Morman MR, Shupack JL, Levine N, Lowe NJ, Bergfeld WF, Camisa C, Feingold DS, Konnikow N, Odom RB, Aly R, Greer DL (1998) Once-weekly fluconazole (150, 300, or 450 mg) in the treatment of distal subungual onychomycosis of the fingernail. J Am Acad Dermatol 38 (Suppl): 87–94

Drouhet E, Dupont B (1982) Chemotherapy of chronic mucocutaneous candidosis and systemic candidosis treated by oral ketoconazole. In: Seeliger HPR, Hauck H (Hrsg) Chemotherapie von Oberflächen-, Organ- und Systemmykosen. Perimed, Erlangen, S. 58–68

Dupont D, Drouhet E (1988) Fluconazole in the management of oropharyngeal candidoses in a predominantly HIV antibody-positive group of patients. J Med Vet Mycology 26:67–71

Effendy I, Schirrmeister U (1985) Mykologische Untersuchungen in öffentlichen Schwimmbädern und Saunen. Mykosen 28:439–451

Effendy I, Strassman K (1999) Longitudinal studies on survivability and antifungal susceptibility of dermatophytes causing toenail mycosis. Mycoses 42:172–173

Evans EGV, Sigurgeirsson B (1999) Double blind, randomised study comparing continuous terbinafine with intermittent itraconazole in the treatment of toenail onychomycosis. Br Med J 318:1031–1035

Faergemann J, Laufen H (1993) Levels of fluconazole in serum, stratum corneum, epidermis-dermis (without stratum corneum) and eccrine sweat. Clin Exp Dermatol 18:102–107

Faergemann J (1997) Pharmacokinetics of Terbinafine. Rev Contemp Pharmacother 8:289–297

Faergemann J, Zehender H, Denouel J, Millerioux L (1993) Levels of terbinafine in plasma, stratum corneum, dermis-epidermis (without stratum corneum), sebum, hair and nails during and after 250 mg terbinafine orally once per day for four weeks. Acta Derm-Venereol (Stockh) 73:305–309

Fischer E (1982) Wie lange überleben Dermatophyten im Wasser von Hallenbädern. Dermatologica 165:352–354

Fong IW (1992) The value of treating the sexual partners of women with recurrent vaginal candidiasis with ketoconazole. Genitourin Med 68:174–176

Fräki JE, Heikkila HT, Kero MO, Kuokkanen KE, Oksman RO, Rantanen TT, Saari SS, Sten ML, Stubb SHA, Uggeldahl PE (1997) An open-label, noncomparative, multicenter evaluation of fluconazole with or without urea nail pedicure for treatment of onychomycosis. Cur Ther Res 58:481–491

Freis, A (1972) Zur Frage der Verträglichkeit von Clotrimazol bei lokaler Applikation. Arzneim Forsch 22:1289–1291

Gentles JC, Barnes MJ (1960) A report on animal experiments with griseofulvin. The griseofulvin content of hair. Arch Dermatol 81:703–708

Gentles JC, Barnes MJ, Fantes KH (1959) Presence of griseofulvin in hair of guinea pigs after oral administration. Nature 183:256–257

Georgopoulos A, Petranyi G, Mieth H, Drews J (1981) In vitro activity of naftifine, a new antifungal agent. Antimicrob Ag Chemother 19:386–389

Ghannoum MA, Bradley M, Isham N, Leidich S, Elweski B (1999) Genetic reatedness and antifungal susceptibilities of serial Trichophyton rubrum isolates from patients with onychomycosis of the toenail. Mycoses 42:134 (Abstract)

Ginter G, De Doncker P (1998) An intermittent itraconazole 1-week dosing regimen for the treatment of toenail onychomycosis in dermatological practice. Mycoses 41:235–238

Gip L (1974) Topical treatment with clotrimazol in dermatomycosis. Curr Ther Res 16:27

Gip L (1989) In vitro studies of the antifungal activity of amorolfine, a phenylpropyl morpholine. Adv Ther 6:26–38

Göpfert U (1988) Zur Mykosehäufigkeit in einem Schlacht- und Verarbeitungsbetrieb. Dissertation A, Akademie für Ärztliche Fortbildung der DDR

Götz H (1959) Experimentelle und klinische Beobachtungen bei der Behandlung der Tinea manuum, pedum, corporis et unguium mit Griseofulvin. Hautarzt 10:539–547

Götz H, Hantschke D (1965) Einblicke in die Epidemiologie der Dermatomykosen im Kohlenbergbau. Hautarzt 16:543–548

Götz H, Reichenberger M (1972) Ergebnisse einer Fragebogenaktion bei 1670 Dermatologen der Bundesrepublik Deutschland über Nebenwirkungen bei der Griseofulvintherapie. Hautarzt 23:485–492

Grimmer H (1962) Histologische Untersuchungen bei Nagelmykosen. In: Götz H (Hrsg) Die Griseofulvinbehandlung der Dermatomykosen. Springer, Berlin Göttingen Heidelberg, S. 74–78

Grimmer H (1982) Orale Therapie unterschiedlicher Oberflächenmykosen. In: Seeliger HPR, Hauck H (Hrsg) Chemotherapie von Oberflächen-, Organ- und Systemmykosen. Perimed, Erlangen, S. 49–51

Grove JF, McGowan JC (1947) Identity of griseofulvin and „curling factor". Nature 160:574

Gupta AK, Adam P, Hofstader SLR, Lynde CW, Taborda P, Taborda V, Morar N, Dlova N, Raboobee N, Konnikov N, Aboobaker J, Summerbell RC (1999) Intermittent short duration therapy with fluconazole is effective for tinea capitis. Br J Dermatol 141:304–306

Gupta AK, Lambert J (1999) Pharmacoeconomic analysis of the new oral antifungal agents used to treat toenail onychomycosis in the USA. Int J Dermatol 38 (Suppl. 2):53–64

Gutierrez EQ (1994) Multizentrische Phase-III-Studie über Wirksamkeit und Sicherheit von 2%iger Sertaconazol-Creme im Vergleich zu 2%iger Miconazol-Creme bei Patienten mit dermatologischen Pilzerkrankungen. Ärztl Forsch 3:39–43

Haas PJ, Tronnier H, Weidinger G (1985) Naftifin bei Fußmykosen Doppelblinder Therapievergleich mit Clotrimazol. Mykosen 28:33–40

Hamm H, Schwinn A, Bräutigam M, Weidinger G, Study Group (1998) Short duration treatment with terbinafine for tinea capitis caused by *Trichophyton* or *Microsporum species*. Br J Dermatol 140:480–482

Haneke E (1982) Ketoconazolbehandlung der chronischen mucocutanen Candidose. In: Seeliger HPR, Hauck H (Hrsg) Chemotherapie von Oberflächen-, Organ- und Systemmykosen. Perimed, Erlangen, 83–86

Haneke E, Meisel C (1982) Wirksamkeit von Ketoconazol bei Onychomykosen. In: Seeliger HPR, Hauck H (Hrsg) Chemotherapie von Oberflächen-, Organ- und Systemmykosen. Perimed, Erlangen, 69–71

Haneke E, Nolting S, Seebacher C, Abeck D, Reinel D (2000) Neue Erkenntnisse zur Epidemiologie von Fußerkrankungen. In: Plettenberg A, Meigel WN, Moll I (Hrsg) Dermatologie an der Schwelle zum neuen Jahrtausend. Springer, Berlin Heidelberg New York, S. 377–378

Haneke E, Roseeuw D (1999) The scope of onychomycosis: epidemiology and clinical features. Int J Dermatol 38:7–12

Hantschke D, Reichenberger M (1980) Doppelblinde, randomisierte vergleichende in vivo Untersuchungen zwischen den Antimykotika Clotrimazol, Tolnaftat und Naftifin. Mykosen 23:657–668

Haria M, Bryson HM (1995) Amorolfine A Review of its Pharmacological Properties and Therapeutic Potential in the Treatment of Onychomycosis and Other Superficial Fungal Infections. Drugs 49:103–120

Haria M, Bryson HM, Goa KL (1996) Itraconazole A Reappraisal of its Pharmacological Properties and Therapeutic Use in the Management of Superficial Fungal Infections. Drugs 51:585–620

Hauck H (1981) Candida-Mykosen im Alter.Grosse scripta 6. Grosse, Berlin

Haustein UF, Schönborn Ch, Barth J (1981) Zur antimykotischen Behandlung von intertriginösen Hautpilzerkrankungen mit Tolnaftat-Puder. Medicamentum 22:300–301

Haustein UF, Seebacher C, Taube KM (1989) Behandlung von Pilzinfektionen der Haut mit Tioconazol (Mycontral®). Dermatol Monatsschr 175:751–756

Hazen EL, Brown R (1951) Fungicidin, an antibiotic produced by a soil actinomycete. Proc Soc Exp Biol Med 76:93

Heel RC, Brogden RN, Pakes GE, Speight TM, Avery GS (1980) Miconazole: A preliminary review of its therapeutic efficacy in systemic fungal infections. Drugs 19:7–30

Heeres J, Backx LJJ, Mostmans JH, Van Cutsem J (1997) Antimycotic Imidazoles. Part 4. Synthesis and antifungal activity of ketoconazole, a new potent orally active broad-spectrum antifungal agent. J Med Chem 33:1003–1005

Heiberg JK, Svejgaard E (1981) Toxic hepatitis during ketoconazole treatment. Brit Med J 283:825

Higgs JM, Wells SR (1974) Klassifizierung der chronischen mucocutanen Candidiasis mit Betrachtungen zum klinischen Bild und zur Therapie. Hautarzt 25:159–165

Hill S, Thomas R, Smith SG, Finlay AY (1992) An investigation of the pharmacokinetics of topical terbinafine (Lamisil) 1% cream. Br J Dermatol 127:396–400

Hoegl L, Thoma-Greber E, Röcken M, Korting HC (1998) Shift from persistent oral pseudomembranous to erythematous candidosis in a human immunodeficiency virus (HIV)-infected patient upon combination treatment with an HIV protease inhibitor. Mycoses 41:213–217

Hofmann H, Bräutigam M, Weidniger G, Zaun HO (1995) Treatment of toenail onychomycosis. Arch Dermatol 131:919–922

Hofmann, H, Bräutigam M, Weidinger G (1995) Treatment of toenail onychomycosis. A randomized, double-blind study with terbinafine and griseofulvin. Arch Dermatol 131:919–922

Hofstra W, de Vries-Hospers HG, Van der Waaig D (1979) Concentrations of nystatin in faeces after oral administration of various doses of nystatin. Infection 7:166–170

Holt RJ (1976) Topical pharmacology of imidazole antifungals. J Cutan Pathol 3:45–59

Houang ET, Chappatte O, Byrne D, Macrae PV, Thorpe JE (1990) Fluconazole Levels in Plasma and Vaginal Secretions of Patients after a 150-Milligram Single Oral Dose and Rate of Eradication of Infection in Vaginal Candidiasis. Antimicrob Agent Chemother 34:909–910

Huang YC, Colaizzi JL, Bierman RH, Woestenborghs R, Heykants J (1986) Phamacokinetics and dose proportionality of ketoconazole in normal volunteers. Antimicrob Agent Chemother 30:206–210

Humphrey JM, Jevons S, Tarbit MH (1985) Pharmacokinetic evaluation of UK-49,858, a metabolically stable triazole antifungal drug, in animal and humans. Antimicrob Agent Chemother 28:648–653

Inman W, Kubota K, Pearce G, Wilton L (1993) PEM Report Number 7. Itraconazole. Pharmacoepdiemiol Drug Safety 2:423–443

Ito T, Miyamura S (1958) Supplemental findings on the antifungal action of nystatin. J Antibiot (Tokyo) 11:52–56

Janssen PA (1984) Therapeutischer Stellenwert von Ketoconazol unter besonderer Berücksichtigung der Nutzen-Risiko-Abwägung. In: Hauck H, Seeliger HPR,

Adam W (Hrsg) Orale Mykosen-Therapie. Urban & Schwarzenberg, München Wien Baltimore, S. 7–17

Jelen G (1982) Allergie gegen imidazolhaltige Antimykotika: Kreuzallergie? Dermatosen 30:53–55

Jensen JC (1989) Clinical pharmacokinetics of terbinafine (Lamisil). Clin Exp Dermatol 14:110–113

Jensen JC (1990) Pharmacokinetics of Lamisil in humans. J Dermatol Treat 1 (Suppl 2):15–18

Jones TC (1990) Treatment of dermatomycoses with topically applied allylamines: naftifine and terbinafine. J Dermatol Treat 1 (Suppl 2):29–32

Kaben U, Westphal HJ, Schütt Ch, Skierlo P (1982) Afrikanische Histoplasmose. Immunparameter und Behandlung mit Ketoconazol. Mykosen 25:546–557

Karaß W. (1984) Aktueller Stand unerwünschter Nebenwirkungen In: Hauck H, Seeliger HPR, Adam W. (Hrsg.): Orale Mykosen-Therapie. Standort und künftige Bedeutung. Urban & Schwarzenberg, München Wien Baltimore, 18–22

Katz HI (1997) Dermatologists Guide to Adverse Therapeutic Interactions. Lippincott-Raven, Philadelphia New York, Revised Ed S. 76–78, 84–85, 91–97, 138

Katz HI (1999) Drug interactions of the newer oral antifungal agents. Br J Dermatol 141 (Suppl 56):26–32

Kefalidou S, Odia S, Gruseck E, Schmidt T, Ring J, Abeck D (1997) Wood's light in *Microsporum canis* positive patients. Mycoses 40:461–463

Kellner HM, Arnold Ch, Christ OE, Eckert HG, Herok J, Hornke I, Rupp W (1981) Untersuchung zur Pharmakokinetik und Biotransformation des Antimykotikums Ciclopiroxolamin bei Tieren und beim Menschen nach topischer und systemischer Anwendung. Arzneim Forsch 31:1337–1353

Keßler HJ (1979) Mikrobiologische Untersuchungen mit Isoconazolnitrat, einem Breitspektrum-Antimykotikum aus der Gruppe der Imidazol-Derivate. Arzneim.-Forsch. 29:1344–1347

Kick G, Korting HC (1998) Debilitating folliculitis barbae candidomycetica in a trumpeter: successful treatment with fluconazole. Mycoses 41:339–342

Kirkpatrick CH (1992) Chronic Mucocutaneous Candidiasis. In: Bodey GP. (Hrsg) · Candidiasis, Pathogenesis, Diagnosis, and Treatment. Raven Press, New York, S. 167–184

Kleine-Natrop HE, Seebacher C, Bärwald G (1964) Rationalisierung der antimykotischen Therapie durch Anwendung eines resorptionsaktiven Griseofulvins. Dt Gesundh Wesen 19:2103–2109

Kleine-Natrop, HE, Bärwald G, Seebacher C (1965) Vergleichende Griseofulvin-Serumspiegelbestimmung nach Verabreichung von Griseofulvin AWD und „Gricin" unter Anwendung einer neuen biologischen Testmethode. Dt Gesundh Wesen 20:1375–1383

Knoke M (1996) Klinische Bilder der Candidose im Orointestinaltrakt. Fiktion oder Realität? Mykoses 39 (Suppl 1):40–43

Korting HC, Ollert M, Abeck D (1995) Results of German multicenter study of antimicrobial susceptibilities of *Trichophyton rubrum* and *Trichophyton mentagrophytes* strains causing tinea unguium. Antimicrob Agent Chemother 39: 1206–1208

Korting HC, Schäfer-Korting M, Zienicke H, Georgii A, Ollert MW (1993) Treatment of tinea unguium with medium and high doses of ultramicrosize griseofulvin compared with that with itraconazole. Antimicrob Agent Chemother 37:2064–2068

Kraml M, Dubuc J, Gaudry R (1962) Gastrointestinal absorption of griseofulvin: II. Influence of particle size in man. Antibiot Chemother 12:239–242

Kreger-Van Rij NJW (1984) (Ed): The Yeasts a taxonomic study. 3rd Ed. Elsevier Science Publishers B.V., Amsterdam

Kretschmer G (1990) Untersuchung zur Wiederfindungsrate mikrobiologisch aktiven Nystatins im Stuhl. Med. Dissertation. Akademie für Ärztliche Fortbildung der Deutschen Demokratischen Republik

Kroschinsky F, Naumann R, Ehninger G (1999) Candida-Mykosen in der Hämatologie/Onkologie. Aspekte zu Epidemiologie, Diagnostik, Prophylaxe und Therapie. Mycoses 42 (Suppl 1):53–59

Kruse R (1991) Linhibition energétique fongique. Le point sur la ciclopiroxolamin. J Am Med Assoc (French edition) (Suppl):7–10

Lampo A, De Beule K, Cauwenbergh G, Van Cauteren H (1993) Safety of itraconazole in animals and humans. In: Rippon JW, Fromtling RA (Ed): Cutaneous antifungal agents. Marcel Dekker Inc, New York Basel Hong Kong, S. 285–293

Lauharanta J, Zaug M, Polak A, Reinel D (1993) Combination of Amorolfine with Griseofulvin: In Vitro Activity and Clinical Results in Onychomycosis. J Am Med Assoc 9 (Suppl 4):23–27

Lazar JD, Wilner KD (1990) Drug interactions with fluconazole. Rev Inf Dis 12 (Suppl 3):327–333

Lebech PE, Nielsen, NC, Lundvall F, Thane E, Larsen S, von Herbst T, Lie S, Saltveit T, Sande O, Choukroun J. Renaud R, Kleiber G, Brammer KW (1988) Treatment of vaginal candidiasis with a single oral dose of fluconazole. Eur J Clin Microbiol Infect Dis 7:364–367

Legendre R, Esola-Macre J (1990) Itraconazole in the treatment of tinea capitis. J Am Acad Dermatol 23: 559–560

Levinskas GJ, Ribelin WE, Shaffer CB (1966) Acute and chronic toxicity of pimaricin. Toxicol Appl Pharmacol 8:97–109

Loeffler W (1983) Terminologie der Humanmykosen. Mykosen 26:346–384

López-Gómez S, Del Palacio A (1994) Itraconazole versus Griseofulvin in the treatment of tinea capitis: A double-blind randomized study in children. Int J Dermatol 33:743–747

López-Gómez S, Del Palacio A, Van Cutsem J, Cuétara MS, Iglesias L (1994) Itraconazole versus Griseofulvin in the treatment of tinea capitis: A double-blind randomized study in children. Int J Dermatol 33: 743–747

Lospalluti M, Barile F, Pantalio KA, Conese M, Guerra PA, Lo Re M, DAmico G, Barbieri G (1994) Valutazione comparativa di Fluconazolo 50 mg e 100 mg vs Itraconazolo 100 mg nel trattamento delle Epidermomicosi. La Clin Terapeutica 144:129–138

Lozeron H, Brun R, Maggiora A, Jadassohn W (1966) Zur biologischen Wirkung des Griseofulvins. Hautarzt 17:509–512

Male O (1976) Doppelblindstudie Canesten®-Tolnaftat. Münch Med Wschr 118 (Suppl 1):86–88

Male O (1981) Medizinische Mykologie für die Praxis. Thieme, Stuttgart New York, 47–57

Male O (1982) Zur Problematik von in-vitro-Untersuchungen bei der Aktivitätsbestimmung von Antimykotika. In: Seeliger HPR, Hauck H (Hrsg) Chemotherapie von Oberflächen-, Organ- und Systemmykosen. Perimed, Erlangen, 42–45

Marriott MS, Baird JRC, Brammer KW, Faulkner JK, Halliwell G, Jevons S, Tarbit MH (1983) Tioconazole, a new imidazole-antifungal agent for the treatment of dermatomycoses. Antifugal and pharmacologic properties. Dermatologica 166 (Suppl):1–7

McClellan KJ, WisemanLR, Markham A (1999) Terbinafine. An update of its use in superficial mycoses. Drugs 58:179–202

Meinhof W (1965) Ergebnisse der langfristigen Behandlung von Nagelmykosen mit Griseofulvin. Z Hautkr 38:399–408

Meinhof W (1972) Untersuchungen zum Nachweis einer Griseofulvin-Adaptation der Dermatophyten in vivo. In: Polemann G, Schauenburg M (Hrsg) Chemotherapie und Immunologie der Pilzkrankheiten. Deutscher Ärzte-Verlag, Köln, S. 61–68

Meinhof W, Balda BR, Vogel H, Braun-Falco O (1970) Zum Krankheitsbild der Folliculitis barbae candidomycetica. Hautarzt 7:312–316

Meinicke K, Striegel C, Weidinger G (1984) Dermatomykosebehandlung mit Naftifin. Therapeutische Wirksamkeit nach einmal und zweimal täglicher Applikation. Mykosen 27:608–614

Mendling W (1995) Vaginose, Vaginitis und Zervizitis. Springer, Berlin Heidelberg New York

Mensing H, Polak-Wyss A, Splanemann V (1993) Bestimmung der subungualen antimykotischen Aktivität von Amorolfin nach einmonatiger Behandlung von Patienten mit Onychomykose: Vergleich zwischen zwei Nagellackzubereitungen. Z Hautkr 68 (Suppl 1):37–38

Mensing H, Splanemann V (1988) Evaluation of the antimycotic activity of the pathological substance under the nail after treatment with Ro 14-4767 nail lacquer. Revista Ibercia de Micologia 5 (Suppl 1):20

Menzel I (1984) Zur Provokation der Dermatitis atopica durch intestinale Candidamykose. Z Hautkr 59:1463–1468

Meyer-Rohn J (1962) Die Antibiotica. In: Kimmig J (Hrsg) Therapie der Haut- und Geschlechtskrankheiten, Springer, Berlin Heidelberg New York (Handbuch der Haut- und Geschlechtskrankheiten, Ergänzungswerk, Bd. V/1B, S. 851–855).

Montauban van Swijndregt L, De Rom R, Thiery M, Daskalides J, Rappe J (1961) Le traitement de la candidase vaginale par la Pimaricine, un nouvel antibiotique fongicide. Bruxelles med. 41:421–424

Montero-Gei F, Robles-Soto ME, Schlager H (1996) Fluconazole in the treatment of severe onychomycosis. Int J Dermatol 35:587–588

Mücke C (1980) Ein Fall von Überempfindlichkeit gegen Miconazol, Econazol und Tolciclat. Dermatosen 28:118

Müller J (1993) Besonderheiten von Pilzkeimträgern als Dauerausscheider. Zbl Hyg 194:162–172

Niewerth M, Korting HC (1999) Management of Onychomycoses. Drugs 58:283–296

NN (1992) Loceryl® Produkt-Monographie Hoffmann-La Roche AG

NN (1996) Lamisil® Produkt-Monographie

Nolting S, Fegeler K (1987) Medizinische Mykologie. 3. Aufl. Springer, Berlin Heidelberg New York, S. 47–49

Nolting S, Lange ML (1980) Ist der Einsatz von Kortikosteroiden in der Therapie von Dermatomykosen sinnvoll? Travocort® Creme und Travogen® Creme im interindividuellen Vergleich an 100 Patienten. Mykosen 23:699–706

Nolting S, Seebacher C (1993) Ciclopiroxolamin Wegweiser topischer Mykose-Therapie. Jena, Universitätsverlag

O'Sullivan (1999) Terbinafine: tolerability in general medical practice. Br J Dermatol 141 (Suppl. 56):21–25

Papini M, Difonzo EM, Cilli P, Panconesi E, Calandra P (1997) Itraconazole versus fluconazole a double-blind comparison in tinea corporis. J Mycol Méd 7:77–80

Parent D, Decroix J, Heenen M (1994) Clinical experience with short schedules of itraconazole in the treatment of tinea corporis and/or tinea cruris. Dermatology189:378–381

Patzschke K, Wegner LA, Oberste-Lehn H, Horster FA (1976) Pharmakokinetische Untersuchungen nach topischer Anwendung von Clotrimazol (Canesten®). Münch Med Wschr 118 Suppl. 1:12–15

Patzschke K, Ritter W, Siefert HM, Wegner H, Wegner LA (1983) Pharmacokinetic studies following systemic and topical administration of (^{14}C) bifonazole. Arzneim Forsch 33:745–750

Pittrow L, Penk A (1996) Plasma- und Gewebekonzentrationen von Fluconazol: Diskussion der Breakpoint-Problematik. Mycoses 39 (Suppl 2):58–65

Plempel M (1975) Fortschritte in der Entwicklung antimykotisch wirksamer Substanzen. In: Hartung J, Lubach D (Hrsg) Mykosen. Thieme , Stuttgart, 101–114

Plempel M (1976) Probleme der Therapie mit modernen Antimykotika. Münch Med Wschr 118 (Suppl 1):19–23

Plempel M (1980) Pharmakokinetik der Imidazol-Antimykotika. Mykosen 23:16–27

Plempel M, Bartmann K, Büchel KH, Regel E (1969) Experimentelle Befunde über ein neues, oral wirksames Antimykotikum mit breitem Wirkungsspektrum. Dt Med Wschr 94:1356–1364

Plempel M, Bartmann K (1972) Experimentelle Untersuchungen zur antimykotischen Wirkung von Clotrimazol in vitro und bei lokaler Applikation in vivo. Arzneim Forsch 22:1280–1289

Plempel M, Regel E, Büchel H (1983) Antimycotic efficacy of bifonazole in vitro and in vivo. Arzneim Forsch 33:517–524

Plempel M, Berg D (1984) Reduction of the in vivo virulence of *Candida albicans* by pretreatment with subinhibitory azole concentrations in vitro. Dermatologica 169 (Suppl 1):11–18

Podmore P, Burrows D, Eedy DJ, Stanford CF (1986) Seborrhoeic eczema a disease entity or a clinical variant of atopic eczema? Br J Dermatol 115:341–350

Polak A (1993) Amorolfine: A Review of its Mode of Action and In Vitro and In Vivo Antifungal Activity. J Am Med Assoc 9 (Suppl 4):11–18

Polak A (1993) Präklinische Daten und die Wirkungsweise von Amorolfin. Z Hautkr 68 (Suppl 1):15–19

Polak A, Scholer HJ, Wall M (1982) Combination therapy of experimental candidiasis, cryptococcosis and aspergillosis in mice. Chemother 28:461–479

Polemann G (1974) Clinical experience in the local treatment of dermatomycoses with clotrimazole. Postgrad Med J 50 (Suppl 1):54

Qadripur SA (1995) Tinea capitis. In: Tebbe B, Goerdt S, Orfanos CE (Hrsg) Dermatologie Heutiger Stand. Thieme, Stuttgart New York, 67–68

Qadripur SA, Krause U (1980) Doppelblindversuch mit Clotrimazol und Econazol bei Tinea pedis. Mykosen 23:28–34

Qadripur SA, Bosse K (1974) Econazol, ein neues Breitbandantimykotikum. Z Hautkr 49:3–7

Raab W (1974) Natamycin (Pimaricin). Thieme, Stuttgart

Raab W (1980) Breitspektrumantimyzetika und Glukokortikoide. Zbl Haut-Geschlechtskr 144:87–96

Ramelet E, Walker-Nasir E (1987) One daily application of oxiconazole cream is sufficient for treating dermatomycoses. Dermatologica 175:293–295

Regel E, Büchel KH (1983): Antimycotic efficacy of bifonazol in vitro and in vivo. Arzneim Forsch 33:517–524

Reichenberger M, Götz H (1962) Zur Therapie der Tinea unguium mit Griseofulvin. In: Götz H (Hrsg) Die Griseofulvinbehandlung der Dermatomykosen. Springer, Berlin Göttingen Heidelberg, 68–71

Reinel D, Clarke C (1992) Comparative efficancy and safety of amorolfin nail lacquer 5% in onychomycosis, once-weekly versus twice-weekly. Clin Exp Dermatol 17 (Suppl 1):44–49

Rieth H (1961) Antimykotika unter besonderer Berücksichtigung des Griseofulvins. Hautarzt 12:193–200

Rieth H (1962) Die Antimykotika. In: J. Jadassohn, Handbuch der Haut- und Geschlechtskrankheiten, Ergänzungswerk, Bd. V/1B; J. Kimmig, Therapie der Haut- und Geschlechtskrankheiten. Springer, Berlin Göttingen Heidelberg, 1172–1217

Roberts DT, Evans EGV (1998) Subungual dermatophytoma complicating dermatophyte onychomycosis. Br J Dermatol 138:189–190

Robinson HM, Raskin J (1964) Tolnaftate therapy of mycotic infections. J Invest Dermatol 42:185–187

Roth FJ, Blank H (1960) The bioassay of griseofulvin in human stratum corneum. Arch Dermatol 81:662–666

Ruiz-Maldonado R, Lopez-Martinez R, Perez-Chavarria EL, Rocio Castanon L, Tamayo L (1989) *Pityrosporum ovale* in infantile seborrheic dermatitis. Pediatr Dermatol 6:16–20

Ryder NS (1992) Terbinafine: Mode of action and properties of the squalene epoxidase inhibition (1992) Br J Dermatol 126 (Suppl 39):2–7

Sakurai K, Sakaguchi T, Yamaguchi H, Iwata K (1978) Studies on uptake of 6-cyclohexyl-1-hydroxy-4-methyl-2(1H)-pyridone ethanol-amine salt (HOE 296) by *Candida albicans*. Chemother 24:146–153

Salm R, Goth D, Kappe R, Müller J (1987) Primäre kutane Cryptococcose nach Bagatellverletzung am rechten Zeigefinger. Mykosen 30 (Suppl 2):88–92

Savin R (1989) Successful treatment of chronic tinea pedis (moccasin type) with terbinafine (Lamisil). Clin Exp Dermatol 14:116–119

Schade C, Kaben U, Westphal HJ (1975) Sprosspilzvorkommen und Behandlungsergebnisse bei chronischer Urtikaria. Dermatol Monatsschr 161:187–195

Schaefer H, Stüttgen G (1976) Absolute concentrations of an antimycotic agent, econazole, in the human skin after local application. Arzneim Forsch 26: 432–435

Schäfer-Korting M, Korting HC, Mutschler E (1985) Human plasma and skin blister fluid levels of griseofulvin following a single oral dose. Eur J Clin Pharmacol 29:109–113

Schäfer-Korting M, Korting HC, Mutschler E (1985) Human plasma and skin blister fluid levels of griseofulvin after its repeated administration. Eur J Clin Pharmacol 29:351–354

Schaller M, Korting HC, Schäfer W, Sanglard D, Hube B (1998) Forschungsbericht zum Dr.-Manfred-Plempel-Stipendium Untersuchungen zur Regulation sekretorischer Aspartatproteinasen in einem oralen Candidose-Modell und in vivo. Mycoses 41 (Suppl 2):69–73

Schatz F, Bräutigam M, Dobrowolski E, Effendy I, Haberl H, Mensing H, Weidinger G, Stütz A (1995) Nail incorporation kinetics of terbinafine in onychomycosis patients. Clin Exp Dermatol 20:377–383

Scher RK, Breneman D, Rich P, Savin RC, Feingold DS, Konnikov N, Shupack JL, Pinnell S, Levine N, Lowe NJ, Aly R, Odom RB, Greer DL, Morman, MR, Bucko AD, Tschen EH, Elewski BE, Smith EB (1998) Once-weekly fluconazole (150, 300, or 450 mg) in the treatment of distal subungual onychomycosis of the toenail. J Am Acad Dermatol 38 (Suppl): 77–85

Schirren C (1962) Tierexperimentelle Untersuchungen zur Griseofulvinwirkung auf die Spermiogenese der Ratte. In: Götz H (Hrsg) Die Griseofulvinbehandlung der Dermatomykosen. Springer, Berlin Göttingen Heidelberg, S. 30–35

Schmalreck AF (1996) Empfindlichkeitsprüfung von Fluconazol: Auswertung einer Multizenter-Studie der Arbeitsgemeinschaft „Klinische Mykologie" der Deutschsprachigen Mykologischen Gesellschaft. Mycoses 39 (Suppl 2):1–11

Schmalreck AF, Fegeler W (1996) Kriterien zur Empfindlichkeitsprüfung von Fluconazol im Mikrodilutionstest: Vorschlag für eine standardisierte Methode zur Testung von Sproßpilzen. Mycoses 39 (Suppl 2):12–16

Schmalreck, AF, Kottmann I, Reiser A, Ruffer U, Vanca E (1996) Empfindlichkeitsprüfung von Hefen gegenüber Fluconazol: Vergleich der Etest-Methode mit der Mikrodilution und der Agardilution. Mycoses 39 (Suppl 2):31–38

Schnell JD (1975) Soor bei Schwangeren und Neugeborenen. In: Hartung JH, Lubach D (Hrsg) Mykosen, Systematik, Klinik, Therapie 1. Aufl. Thieme Verlag, Stuttgart, S. 59–66

Schwinn A, Ebert J, Bröcker E-B (1995) Frequency of *T. rubrum* in tinea capitis. Mycoses 38:1–7

Seebacher C (1966) Kontinuierliche oder diskontinuierliche Therapie der Onychomykosen mit resorptionsaktivem Griseofulvin. Mykosen 9:126–129

Seebacher C (1968) Untersuchungen über die Pilzflora kranker und gesunder Zehennägel. Mykosen 11:893–902

Seebacher C (1981) Zur Ätiologie und Pathogenese der Dermatitis seborrhoides infantum. Mykosen 24:209–215

Seebacher C (1986) Comparison of benefit against risk of ketoconazole therapy. Therapia Hungarica 34:227–232

Seebacher C (1996) Mykophobie – eine neue Krankheit? Mycoses 39 (Suppl 1):30–32

Seebacher C (1998) Grenzen der Kurzzeitbehandlung von Onychomykosen. Hautarzt 49:705–708

Seebacher C (1999) Candida in der Dermatologie. Mycoses 42 (Suppl 1):63–67

Seebacher C, Blaschke-Hellmessen R (1976) Über die Häufigkeit von *Candida albicans* und anderen Sprosspilzen auf krankhaft veränderten Haut- und Nagelpartien. Dt Gesundh Wesen 21:2383–2390

Seebacher C, Blaschke-Hellmessen R (1982) Zur Kryptokokkose der Haut. Dermatol Monatsschr 168:96–104

Seebacher C, Blaschke-Hellmessen R (1990) Mykosen Epidemiologie-Diagnostik-Therapie. Fischer, Jena

Seebacher C, Haustein UF (1966) Zur Infektionsquelle und der Geschlechtsabhängigkeit bei *Mikrosporum gypseum*-Infektionen. Hautarzt 17:113–115

Seebacher C, Heidelbach U (1977) Vergleichende Untersuchungen zur Behandlung der sogenannten Dermatitis seborrhoides infantum. Dermatol Monatsschr 163:950–958

Seebacher C, Kleine-Natrop HE, Kafka G (1973) Die atraumatische Entfernung pilzinfizierter Nägel durch örtliche Anwendung von Kalium jodatum. Dermatol Monatsschr 159:631–636

Seebacher C, Kretschmer G (1991) Nizoral und Mykontral bei Dermatomykosen. Hautnah Myk 1:80–81

Seebacher C, Ulbricht H, Wörz K (1993) Behandlungsergebnisse einer Multicenter-Studie mit Ciclopirox-Nagellack bei Onychomykosen. Hautnah Myk 3:80–84

Sigurgeirsson B, Billstein S, Rantanen T, Tuzicka T, Di Fonzo E, Vermeer BJ, Goodfield MJD, Evans EG (1999) L.I.O.N. Study: efficacy and tolerability of continuous terbinafine (Lamisil®) compared to intermittent itraconazole in the treatment of toenail onychomycosis. Br J Dermatol 141 (Suppl 56):5–14

Simon N, Siklosi C (1976) Die Wirkung von Antimykotika auf den Porphyrinstoffwechsel. Mykosen 19:98–104

Sobel JD (1993) Genital candidiasis. In: Bodey GP (ed): Candidiasis: pathogenesis, diagnosis and treatment. Raven, New York, 225–247

Staib F (1962) *Cryptococcus neoformans* und *Guizotia abyssinica* (syn. *G. oleifera* D.C.). Farbreaktion für *Cr. neoformans*. Z Hyg 148:466–475

Staib F, Bethäuser G (1968) Zum Nachweis von *Cryptococcus neoformans* im Staub von einem Taubenschlag. Mykosen 11:619–624

Strauss JS (1982) Ketoconazole and the liver. Letter to the editor. J Am Acad Dermatol 6:546–547

Stüttgen G, Bauer E (1982) Bioavailability, skin- and nailpenetration of topically applied antimycotics. Mykosen 25:74–80

Suchil P, Montero Gei F, Robles M, Perera-Ramirez A, Welsh O, Male O (1992)) Once-weekly oral doses of fluconazole 150 mg in the treatment of tinea corporis/cruris and cutaneous candidiasis. Clin Exp Dermatol 17:397–401

Süß K, Schönlebe J, Seebacher C (1999) Cutaneous cryptococcosis in a woman with a long-term prednisolone therapy: a case report. Mycoses 42:215

Süß K, Vennewald I, Seebacher C. (1999) Folliculitis barbae caused by *Candida albicans*. Mycoses 42:683–685

Suhonen R, Neuvonen JP (1997) The Tolerability Profilc of Tcrbinafinc. Rcv Contemp Pharmacother 8:373–386

Swartz JH (1967) Tolnaftate. Practitioner 198:584–588

Symoens J (1982) Übersicht über 4 Jahre Erfahrungen mit Ketoconazol. In: Seeliger HPR, Hauck H (Hrsg) Chemotherapie von Oberflächen-, Organ- und Systemmykosen. Perimed, Erlangen, S. 134–142

Terhaag B, Pachaly C, Frank G, Le Petit G, Feller K (1986) Zur Entwicklung des Steady-state-Plasma-Spiegels von Griseofulvin nach wiederholter Gabe beim Menschen. Z Klin Med 41:1371–1374

Terhaag B, Pachaly C, Scholz A (1985) Zum Blutspiegel von Griseofulvin in Abhängigkeit vom Dosierungsschema bei ambulanten Patienten mit Onychomykose. Z Klin Med 40:585–587

Tettenborn D (1972) Akute Toxizität und lokale Verträglichkeit von Clotrimazol. Arzneim Forsch 22:1272–1276

Tettenborn D (1974) Toxicity of clotrimazole. Postgrad med J 50 (Suppl 1):17–20

Thienpont D, (1972): Miconazole, a broad-spectrum antimycotic agent with antibacterial activity. Chemother 17:392–404

Thienpont D, Van Cutsem J, Van Nueten JM, Niemegeers CJE, Marsboom R (1975) Biological and toxicological properties of econazol, a broad-spectrum antimycotic. Arzneim Forsch 25:224–230

Thienpont D, Van Cutsem J, Van Gerven F, Heeres J, Janssen PAJ (1979) Ketoconazole a new broad spectrum orally active antimycotic. Experientia 35:606–610

Thienpont D, Van Cutsem J, Borgers M (1980) Ketoconazol in experimental candidosis. Riv Infect Dis 2: 570–576

Tietz HJ, Kunzelmann V, Buttenberg S, Melle H (1995) Mykosen in der Pädiatrie Diagnostik und Epidemiologie. In: Sitzmann FC (Hrsg) Infektionen mit Parasiten und Pilzen im Kindesalter. Hans Marseille, München, 81–93

Tietz HJ, Ulbricht HM, Sterry W (1999) Tinea capitis in Deutschland Ergebnisse einer epidemiologischen Analyse. Z Hautkr 74:683688

Tietz H-J, Sterry W (1999): Antimykotika von A Z. Klinik und Pharmakologie auf einen Blick. Blackwell Wissenschafts-Verlag, Berlin Wien

Tintelnot K, Seibold M (1996) Kontroversen bei der Standardisierung der Empfindlichkeitsprüfung von Hefen gegen Azol-Antimyotika. Mycoses 39 (Suppl 2):22–26

Tkach JR, Rinaldi MG (1982) Severe hepatitis associated with ketoconazole therapy for chronic mucocutaneous candidiasis. Cutis 29:482–484

Tosti A, Piraccini MB, Stinchi C, Colombo MD (1998) Relapses of onychomycosis after successful treatment with systemic antifungals: A three-year follow-up. Dermatology 197:162–166

Valdimarsson H, Higgs JM, Wells RS, Yamamura M, Hobbs JR, Holt PJL (1973) Immune abnormalities associated with chronic mucocutaneous candidiasis. Cell Immunol 6:348–361

Van Cauteren H, Coussement W, Vandenberghe J, Hérin V, Vanparys Ph, Marsboom (1987) The toxicological properties of itraconazole. In: Fromtling RA (Ed) Recent Trends in the Discovery, Development and Evaluation of Antifungal Agents. J. R. Prous Science Publishers, S A S, 263–271

Van Cauteren H, Marsboom R (1982) Toxikologische Untersuchungen zur Sicherheitsbestimmung von Ketoconazol. In: Seeliger HPR, Hauck H (Hrsg) Chemotherapie von Oberflächen-, Organ- und Systemmykosen. Perimed, Erlangen, 32–35

Van Cutsem J (1983) The antifungal activity of ketoconazol. Am J Med 74:9–15

Van Cutsem J (1994) An investigation of the in vitro activity and antifungal spectrum of itraconazole and terbinafine in relation with the in vivo efficacy in dermatophytosis and other mycosis. J Mycol Med 4:137–144

Van Cutsem JM, Thienpont D (1972) Miconazole, a broad-spectrum antimycotic agent with antibacterial activity. Chemother 17:392–404

Van den Bossche H, Willemsens G, Cools W, Cornelissen F, Lauwers WF, Van Cutsem J (1980) In vitro and in vivo effects of the antimycotic drug ketoconazole on sterol synthesis. Antimicrob Agent Chemother 17:922–928

Van Nueten JM, Niemegeers CJE, Marsboom R (1975): Biological and toxicological properties of econazol, a broad-spectrum antimycotic. Arzneim Forsch 25: 224–230

Vanbreuseghem R, Rosenthal S (1962) Griseofulvinaufnahme durch die Nägel. In: Götz H (Hrsg) Die Griseofulvinbehandlung der Dermatomykosen, Springer, Berlin Göttingen Heidelberg, S. 55–64

Voigt WH (1976) Elektronenmikroskopischer Nachweis der antimykotischen Wirkung von Canesten® auf die Ultrastruktur der Pilzzelle. Münch Med Wschr 118 (Suppl 1):16–18

Weuta H (1972) Clotrimazol-Creme und -Lösung – klinische Prüfung im offenen Versuch. Arzneim Forsch 22:1295–1299

Wildfeuer A, Faergemann J, Laufen H, Pfaff G, Zimmermann T, Seidl HP, Lach P (1994) Bioverfügbarkeit von Fluconazol in der Haut nach oraler Medikation. Mycoses 37:127–130

Wildfeuer A, Rozman T (1984) Zur antimykotischen Wirkung von Tolciclat. Mykosen 27:142–152

Wildfeuer A, Seidel HP, Paule I, Haberreiter A (1998) In vitro evaluation of voriconazole against clinical isolates of yeasts, moulds and dermatophytes in comparison with itraconazole, ketoconazole, amphotericin B and griseofulvin. Mycoses 41:309–319

Worret WI (1989) Erfahrung mit Bifonazol/Harnstoff in der Klinik. In Nolting S, Korting HC (Hrsg) Onychomykosen. Springer, Berlin Heidelberg New York, 63–67

Zaias N, Rebell G (1996) Chronic dermatophytosis syndrome due to *T. rubrum*. Int J Dermatol 35: 614–617

Zaug M (1993) Amorolfine Nail Lacquer: Once-Weekly Application in Onychomycosis. J Am Med Assoc 9 (Suppl 4):19–22

Zaug M, Bergstraesser M (1992) Amorolfine in the treatment of onychomycoses and dermatomycoses (an overview). Clin Exp Dermatol 17 (Suppl 1):61–70

Sachverzeichnis